Das metastasierte Urothelkarzinom

UNI-MED

UNI-MED Verlag AG
Bremen - London - Boston

Niegisch, Günter:
Das metastasierte Urothelkarzinom/Günter Niegisch.-
1. Auflage - Bremen: UNI-MED, 2023
(UNI-MED SCIENCE)
ISBN 978-3-8374-1658-9

Printed in Europe

Der Verlag dankt der Firma Merck Healthcare Germany GmbH für die Unterstützung der Produktion dieser Auflage. Der Verlag versichert, dass der Industriepartner keinerlei Einflussnahme auf den Inhalt des Buches, insbesondere auch nicht auf Therapieempfehlungen, nehmen konnte.

Vorwort und Danksagung

Urotheliale Karzinome gehören zu den häufigen Tumoren in Deutschland. Klassischer Vertreter dieser Entität ist das Urothelkarzinom der Harnblase mit einer Inzidenz von knapp 30.000 Neuerkrankungen pro Jahr. Während die Erkrankung bei etwa zwei Drittel der Patienten nach lokaler Resektion und aktiver Nachsorge klinisch vergleichsweise unproblematisch verläuft (niedriges Invasionsrisiko, niedrige Metastasierungsfrequenz), tritt bei den übrigen ein aggressiver Verlauf mit rascher lokaler Progression und hoher Metastasierungsfrequenz ein.

Noch vor wenigen Jahren war die therapeutische Bandbreite zur Behandlung des metastasierten und inoperablen Urothelkarzinoms übersichtlich. Dies hat sich in den vergangenen Jahren beginnend mit der Zulassung mehrerer Immuncheckpoint-Inhibitoren und ganz aktuell des ersten Chemoimmunkonjugats geändert und der Erkrankungsverlauf kann bei einem Teil der Patienten über mehrere Therapielinien günstig beeinflusst werden.

Eine größere Bandbreite an therapeutischen Optionen ermöglicht auch eine zunehmende Therapieindividualisierung. Dies setzt insbesondere ein gutes interdisziplinäres Krankheitsmanagement voraus, das eine gute Verzahnung der unterschiedlichen diagnostischen und therapeutischen Maßnahmen gewährleistet. Grundlage dafür ist aber ein umfassender Überblick über diese Maßnahmen und das Krankheitsbild des metastasiertes Urothelkarzinoms insgesamt. Hier möchte dieses Buch einen Beitrag leisten.

Unterschiedliche Aspekte in der Diagnostik werden durch Fachexperte ebenso diskutiert wie wichtige Fragen der unterschiedlichen Therapieoption und der Therapiewahl beim individuellen Patienten wie auch Fragen der Epidemiologie und zukünftiger neuer Entwicklungen Systemtherapie.

Wir hoffen, dass wir unseren Lesern mit diesem Buch einen informativen und aktuellen Überblick zu diesem spannenden Thema geben können!

Düsseldorf, im Juni 2023 *Günter Niegisch*

Autoren

Prof. Dr. med. Dirk Blondin
Klinik für Radiologie, Gefäßradiologie und Nuklearmedizin
Elisabeth-Krankenhaus Rheydt
Städtische Kliniken Mönchengladbach GmbH
Hubertusstraße 100
41239 Mönchengladbach
Kap. 3.1.

Dr. med. Matthias Boschheidgen
Institut für Diagnostische und Interventionelle Radiologie
Universitätsklinikum Düsseldorf
Moorenstraße 5
40225 Düsseldorf
Kap. 3.1.

Univ.-Prof. Dr. med. Dr. nat. med. Nadine Gaisa
Institut für Pathologie
Uniklinik RWTH Aachen
Pauwelsstraße 30
52074 Aachen
Kap. 1.

Univ.-Prof. Dr. med. Frederik L. Giesel
Klinik für Nuklearmedizin
Universitätsklinikum Düsseldorf
Moorenstraße 5
40225 Düsseldorf
Kap. 3.2.

Dr. med. Camilla M. Grunewald
Klinik für Urologie
Heinrich-Heine-Universität
Moorenstraße 5
40225 Düsseldorf
Kap. 5.

Dr. med. Jan Haussmann
Klinik für Strahlentherapie und Raadioonkologie
Universitätsklinikum Düsseldorf
Moorenstr. 5
40225 Düsseldorf
Kap. 4.3.

Dr. med. Eduards Mamlins
Klinik für Nuklearmedizin
Universitätsklinikum Düsseldorf
Moorenstraße 5
40225 Düsseldorf

Kap. 3.2.

June Möller
Institut für Pathologie
Uniklinik RWTH Aachen
Pauwelsstraße 30
52074 Aachen

Kap. 1.

Prof. Dr. med. Günter Niegisch, F.E.B.U.
Bereich Konservative urologische Onkologie
Klinik für Urologie
Heinrich-Heine-Universität
Moorenstr. 5
40225 Düsseldorf

Kap. 4., 5.

Dr. med. Emil Novruzov
Klinik für Nuklearmedizin
Universitätsklinikum Düsseldorf
Moorenstraße 5
40225 Düsseldorf

Kap. 3.2.

Prof. Dr. Carsten Henning Ohlmann
Urologie Johanniter Krankenhaus
Johanniter Kliniken Bonn
Johanniterstr. 3-5
53113 Bonn

Kap. 4.2.

Prof. Dr. med. David Pfister
Klinik für Urologie, Uroonkologie, spezielle urologische und roboterassistierte Chirurgie
Kerpener Straße 62
50937 Köln

Kap. 4.2.

Marc Rehlinghaus
Bereich Konservative urologische Onkologie
Klinik für Urologie
Heinrich-Heine-Universität
Moorenstr. 5
40225 Düsseldorf

Kap. 4.1., 4.2., 5.

Prof. Dr. med. Florian Roghmann
Klinik für Urologie und Neurourologie
Marien Hospital Herne
Universitätsklinikum der Ruhr-Universität Bochum
Hölkeskampring 40
44625 Herne

Kap. 2.

Prof. Dr. med. Lars Schimmöller
Institut für Diagnostische, Interventionelle Radiologie und Nuklearmedizin
Marien Hospital Herne
Universitätsklinikum der Ruhr-Universität Bochum
Hölkeskampring 40
44625 Herne

und

Institut für Diagnostische und Interventionelle Radiologie
Universitätsklinikum Düsseldorf
Moorenstraße 5
40225 Düsseldorf

Kap. 3.

Dr. med. Karl Tully
Klinik für Urologie und Neurourologie
Marien Hospital Herne
Universitätsklinikum der Ruhr-Universität Bochum
Hölkeskampring 40
44625 Herne

Kap. 2.

Prof. Dr. Gunhild von Amsberg
II. Medizinische Klinik
Onkologisches Zentrum und Martini-Klinik
Universitätsklinikum Hamburg-Eppendorf
Martinistraße 52
20251 Hamburg

Kap. 4.1.

Inhaltsverzeichnis

Ätiologie und Pathogenese, Pathologie, molekulare Grundlagen

1. Ätiologie und Pathogenese, Pathologie, molekulare Grundlagen

1.1. Ätiologie und Pathogenese

Das Urothelkarzinom ist der häufigste maligne Tumor der ableitenden Harnwege. Dazu gehören die Nierenbecken, die Ureteren, die Harnblase und die proximale Urethra. Das Urothel selbst ist ein mehrschichtiges Epithel aus 6-7 Zelllagen, bestehend aus einem Stratum basale, Stratum intermedium und Stratum superficiale. Letzteres wird von Deckzellen (*umbrella cells*) gebildet, die größer als die darunter liegenden Zellen der Intermediärschicht und häufig polyploid sind. Die Zellen des Stratum superficiale werden durch *tight junctions* und spezielle Transmembranproteine, sogenannte Uroplakine, undurchlässig miteinander verbunden [1]. Die Hauptaufgaben des Urothels sind die Ermöglichung der Anpassung an verschiedene Füllungszustände der Blase und die trans- und parazelluläre Barrierebildung durch die Uroplakine und *tight junctions*, welche vor den reizenden Bestandteilen des Harns schützen. Das Urothel ist sehr langlebig mit einer Lebensdauer der Urothelzellen von bis zu 300 Tagen [1].

Zu den Hauptrisikofaktoren für ein Urothelkarzinom in Westeuropa gehören das Rauchen, die berufsbedingte Exposition gegenüber speziellen Kanzerogenen und chronische Entzündungen.

Zigarettenrauch gilt als einer der Hauptpathogenitätsfaktoren bei der Entstehung des Urothelkarzinoms. Schätzungsweise die Hälfte aller Fälle bei Männern und ein Drittel der Fälle bei Frauen ist diesem Pathogen zuzuschreiben [2]. Dabei korreliert das Erkrankungsrisiko mit der Dauer und Intensität des Tabakkonsums [3, 4]. Bei einer Exposition von weniger als 10 Jahren besteht ein etwa zweifach erhöhtes Risiko, bei mehr als 40 Jahren ist es bereits um mehr als das Vierfache erhöht [3]. In der Literatur wird bis zu einem Konsum von ca. 15-20 Zigaretten pro Tag eine Dosis-Wirkungs-Beziehung beschrieben, die darüber hinaus in ein Plateau ohne nennenswerte Veränderung des Risikos mündet [3, 4]. Bei einer Expositionskarenz zeigt sich bereits innerhalb der ersten 4 Jahre eine Risikoreduktion um mehr als 30 %, das Ausgangsrisiko vor Exposition wird allerdings auch nach 25 Jahren Karenz nicht erreicht [3]. Tabak bzw. Zigarettenrauch enthält eine große Anzahl von potenziellen Karzinogenen, die am Urothel eine proliferationssteigernde Wirkung zeigen und die Tumorgenese fördern [5]. Als Beispiel kann hier Nitrosamin 4-(methylnitrosamino)-1-(3-pyridyl)-1-butanon (NNK) angeführt werden, welches als Prokarzinogen im Tabak durch Metabolisierung im Körper in ein aktives Karzinogen überführt und über den Urin ausgeschieden wird [5]. Dadurch haben die Karzinogene schließlich Kontakt mit dem Urothel. Mit einer erhöhten Konzentration der Metaboliten im Urin geht auch ein erhöhtes Risiko für Urothelkarzinome einher [5]. Karzinogene, wie auch die in Tabak enthaltenen aromatischen Amine, können die Struktur der DNA verändern, indem sie DNA-Addukte formen, die bei der Replikation zu Fehlern und Genmutationen führen, welche beispielsweise Zellwachstum und -proliferation regulieren [6]. In der Literatur werden zusätzlich epigenetische Effekte durch aromatische Amine im Rahmen der Karzinogenese diskutiert [6].

Ein weiterer Risikofaktor ist die berufsbedingte Exposition mit aromatischen Aminen und Azofarbstoffen, die im menschlichen Körper zu aromatischen Aminen metabolisiert werden [7]. Aufgrund der Latenzzeit von oftmals über 30 Jahren ist im Hinblick auf eine eventuelle Berufskrankheitenanzeige eine ausführliche Arbeitsanamnese von großer Bedeutung [7]. Aromatische Amine stellen eine heterogene Stoffgruppe dar, die als Gemeinsamkeit den aromatischen Benzolring in ihrer molekularen Anordnung aufweisen, sich allerdings in ihrer Kanzerogenität unterscheiden [8]. So wirken aromatische Amine mit beispielsweise höherem Molekulargewicht oder zusätzlicher Halogenierung meist stärker kanzerogen [8]. Im Hinblick auf die berufliche Exposition unterscheidet sich die Kanzerogenität auch aufgrund physikalischer und physiologischer Faktoren wie variable Atemfrequenz, potenziell direkter Hautkontakt oder auch metabolische Varianten, die die Ausscheidung der Stoffe interindividuell bestimmen [9]. Aufgrund ihrer biochemischen Eigenschaften können aromatische Amine transdermal, gastrointestinal oder pulmonal aufgenommen werden [10, 11]. Für den karzinogenen Mechanismus der aromatischen Amine wird auf den Abschnitt des Risikofaktors Rauchen verwiesen.

Eine wichtige Rolle bei Karzinomentstehung spielen auch chronische Entzündungen des Harntrakts. So haben männliche Patienten mit anamnestisch 1 bis 2 Harnwegsinfekten bereits ein relatives Risiko von 1,5 und Patienten mit 3 und mehr Harnwegsinfekten ein relatives Risiko von 2 für die Entstehung eines Urothelkarzinoms [12]. Es besteht kein signifikanter Unterschied zwischen den Geschlechtern [12]. Auch bei Patienten mit Blasensteinen ohne anamnestischen Harnwegsinfekt besteht mit einem relativen Risiko von 1,8 eine erhöhte Auftretenswahrscheinlichkeit [12]. Es gibt keine Hinweise auf eine Korrelation zwischen Nierensteinen und der Entstehung von Urothelkarzinomen [12]. Chronische Entzündungen des Harntraktes können durch rezidivierende Harnwegsinfekte oder auch mechanische Reizung und Irritation durch Katheter oder Steine hervorgerufen werden [13]. Dabei werden physiologischerweise von Entzündungszellen reaktive Sauerstoff- und Stickstoffspezies produziert, die DNA-Schäden induzieren können und dadurch mutagen wirken [14]. Durch den durch die chronische Entzündung verursachten konstanten Verlust von Gewebe und die darauffolgende Regeneration können dabei in Anwesenheit von reaktiven Sauerstoff- und Stickstoffspezies Mutationen im Genom erfolgen, die sich im späteren Verlauf zu Malignomen entwickeln [14]. Stickoxide fördern zusätzlich die Angiogenese [15].

Eine eher untergeordnete Rolle bezüglich der Pathogenese spielen Medikamente. Tumorpatienten unter einer Cyclophosphamid-Therapie zeigen z.B. eine 9-fach erhöhte Inzidenz von Urothelkarzinomen im Vergleich zu anderen Therapieregimen [16]. Des Weiteren haben die aus dem Handel genommenen Arzneistoffe Chlornaphazin und Phenacetin und die in der pflanzlichen Medizin häufig verwendete Aristolochiasäure eine karzinogene Wirkung auf das Urothel [17, 18]. In der Literatur werden einerseits die mutagenen Eigenschaften des Cyclophosphamids für das erhöhte Risiko eines Urothelkarzinoms verantwortlich gemacht, andererseits auch die häufige Nebenwirkung einer hämorrhagischen Zystitis, die über Entzündungsmechanismen zu einer Karzinomentstehung beitragen könnte [13]. Das aus dem Handel genommene Phenacetin wird zuerst in der Leber und schließlich in der Niere in einen nephrotoxischen Metaboliten verstoffwechselt, welcher entweder direkt karzinogen auf das Urothel wirken oder aber durch Irritationen des Harntraktes zur Karzinogenese beitragen kann [19].

1.2. Pathologie

1.2.1. Tumortypen und -stadien

Das Urothelkarzinom ist wie oben beschrieben die häufigste histologische Form des Blasenkarzinoms. Es ist jedoch auch ein Tumor mit verschiedenen Wachstumsformen. Die unterschiedlichen Wachstumsformen werden in Tumorstadien (*Staging*) abgebildet, welche durch die *Tumor Node Metastasis* (TNM)-Klassifikation dokumentiert werden (☞ Kap. 2.). Das makroskopische Erscheinungsbild reicht vom für das Auge unsichtbaren flachen prä-invasiven *Carcinoma in situ* (CIS) über die ins Lumen ragenden ("blumenkohlartigen") papillären nicht-invasiven Neoplasien und Karzinome bis hin zu den organ-destruktiv wachsenden, metastasierungsfähigen invasiven Karzinomen (☞ Abb. 1.1) [20].

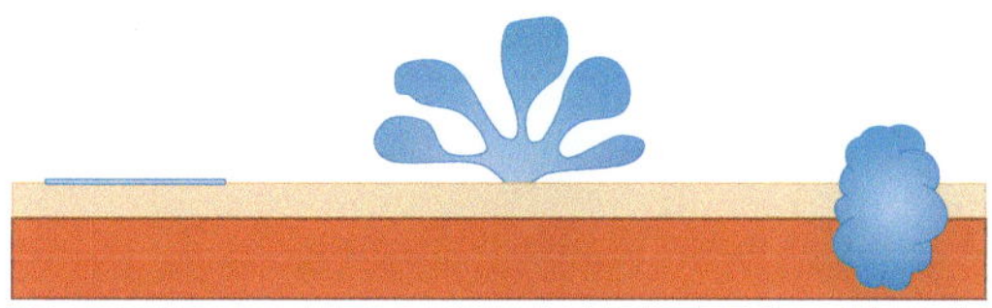

Abb. 1.1: Drei verschiedene Wachstumsformen des Urothelkarzinoms.

Bei den papillären Neoplasien wird aktuell noch eine seltene, sehr gut differenzierte Form, die "Papilläre urotheliale Neoplasie mit niedrig malignem Potenzial" (PUNLMP) mit exzellenter Prognose abgegrenzt. Die papillären Formationen zeigen dabei ein verbreitertes, monoton aufgebautes Urothel, welches kaum Kernveränderungen aufweist.

Bei den papillären nicht-invasiven Karzinomen ist die Zellkernmorphologie und stratifizierte Ausrichtung der Zellen entscheidend für die Graduierung (siehe nächster Abschnitt).

Das invasiv wachsende Urothelkarzinom wird klinisch häufig in nicht-muskelinvasive Blasenkarzinome (NMIB) und muskelinvasive Blasenkarzinome (MIBC) unterteilt. In beiden Fällen handelt es sich (auch) um invasive Karzinome mit der Fähigkeit zu metastasieren, die Unterteilung entstammt jedoch den unterschiedlichen klinisch-therapeutischen Möglichkeiten. Während NMIBC meist mittels transurethraler Resektion kurativ behandelt werden können, ist bei MIBC die Indikation zur Zystektomie gegeben [21]. Die maligne entarteten Urothelien des invasiven Urothelkarzinoms können unterschiedliche Zellarchitekturen und -differenzierungen aufweisen. Einerseits gibt es hier verschiedene Subtypen des Urothelkarzinoms und andererseits auch andere Karzinomtypen. Die Subtypen eines Urothelkarzinoms zeigen dabei neben den "normalen" Infiltrationsmustern nodulär (= ballenförmig), trabekulär (= strangförmig >3 Zelllagen dick) und infiltrativ (einzelne invasive Zellverbände <3 Zelllagen breit) eine andere Zellarchitektur. So kommen z.B. mikropapilläre, nestartige, mikrozystische, plasmozytoide, drüsige etc. Muster vor (☞ Tab. 1.1) [20].

Im Zuge einer divergenten Differenzierung können im Harntrakt auch Karzinome mit Morphologie eines Plattenepithelkarzinoms mit Keratinisierung oder eines Adenokarzinoms mit glandulärer Struktur auftreten (☞ Tab. 1.2) [22]. Weitere abweichende Morphologien wie ein neuroendokriner Tumor sind möglich [22]. Dabei kann die Ausprägung des histologischen Subtyps von kleinen heterogenen Tumorarealen neben dem Urothelkarzinom bis hin zum kompletten Tumor reichen [23]. Als Ursache für die vielfältigen histologischen Möglichkeiten des Tumors werden verschiedene Modelle diskutiert. In einer Studie von Cheng et al. wurde als Möglichkeit der Ursprung verschiedener histologischer Tumorarten aus einer multipotenten Stammzelle des Urothels genannt (☞ Abb. 1.2) [24]. Auch die Möglichkeit der malignen Entartung auf dem Boden einer Metaplasie ist zu nennen [25]. Bedingt durch die vielfältigen morphologischen Ausprägungen und Differenzierungen ist die genaue Abgrenzung von Harnblasenkarzinomen gegenüber Absiedlungen von Karzinomen anderen Ursprungs wichtig. In Betracht kommen hier vor allem sekundäre Neoplasien auf dem Boden eines Primarius in beispielsweise dem inneren Genitaltrakt (z.B. Zervix-

Typ	ICD-0 Code	Häufigkeit	Beschreibung der Morphologie
Invasives Urothelkarzinom (inkl. divergenter Differenzierung)			
• mit plattenepithelialer Differenzierung	8120/3	20-60 %	• mit verhornendem, plattenepithelial-wirkendem Aspekt
• mit glandulärer Differenzierung		10 %	• mit Ausbildung drüsenartiger Lumina
• mit trophoblastärer Differenzierung		selten	• mit synzytiotrophoblastartigen Riesenzellen
Histologische Subtypen:			
- *nested*, einschließlich *large nested*		<1 %	- blander, nestartiger Aspekt mit kleinen oder großen Nestern
- mikrozystisch		selten	- kleine zystische Formen
Lymphoepitheliomähnliches UC	8082/3	<1 %	sehr stark mit Lymphozyten durchsetzt
Mikropapilläres UC	8131/3	1-2 %	kleine, nicht-verzweigende Papillen
Plasmazytoides UC Siegelringzelliges UC Diffus sarkomatoides UC	8122/3	<1 %	plasmazellähnlich, siegelringzellähnlich, spindelzellig wie ein Weichteilsarkom wachsend
Riesenzelliges UC	8031/3	selten	sehr unterschiedlicher Gehalt an Riesenzellen
Gering differenziertes UC Lipidreiches klarzelliges UC	8020/3	<1 %	lipid- oder glykogenreiches Zytoplasma

Tab. 1.1: WHO-Klassifikation der Urothelkarzinome (20).

Typ		ICD-O Code
Plattenepitheliale Neoplasien	Plattenepithelpapillom	8052/0
	Verruköses Plattenepithelkarzinom	8051/3
	Reines (urotheliales) Plattenepithelkarzinom	8070/3
Glanduläre Neoplasien	Tubuläres Adenom	8211/0
	Villöses Adenom	8261/0
	Tubulovillöses Adenom	8263/0
	Adenokarzinoma *in situ*	8140/2
	Adenokarzinom, NOS	8140/3
	Enterisches Adenokarzinom	8144/3
	Muzinöses Adenokarzinom	8480/3
	Gemischtes Adenokarzinom	8323/3
	Siegelringzelliges Adenokarzinom	8490/3
Urachale und divertikuläre Neoplasien	Urachuskarzinom	8010/3
	Infiltrierendes Urothelkarzinom (lokalisationsspezifisch)	8120/3
Karzinome urethraler akzessorischer Drüsen	Karzinom der Littré-Drüsen	8140/3
	Karzinom der Skene-Drüsen	8140/3
	Karzinom der Cowper-Drüsen	8140/3
Müllersche Tumoren	Klarzelliges Karzinom	8310/3
	Endometrioides Karzinom	8380/3
Neuroendokrine Tumoren	Neuroendokriner Tumor, NOS	8240/3
	Neuroendokriner Tumor, Grad 1	8240/3
	Neuroendokriner Tumor, Grad 2	8249/3
	Kleinzelliges neuroendokrines Karzinom	8041/3
	Großzelliges neuroendokrines Karzinom	8013/3
	Gemischte neuroendokrine/nicht-neuroendokrine Neoplasie	8154/3
	Kombiniertes Kleinzelliges neuroendokrines Karzinom	8054/3
	Kombiniertes Großzelliges neuroendokrines Karzinom	8013/3
	Extraadrenales Paragangliom	8693/3

Tab. 1.2: Sonderformen des Harnblasenkarzinoms [20].

karzinome, Endometriumkarzinome, Prostatakarzinome) oder der Anal- und Kolorektalregion.

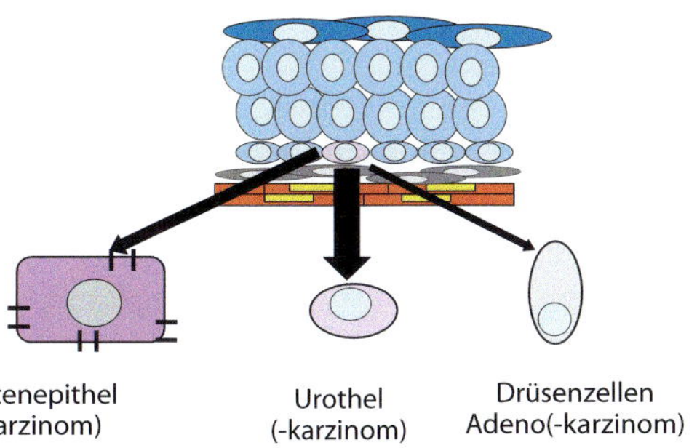

Abb. 1.2: Entstehung histologisch verschiedener Tumore aus einer multipotenten Stammzelle.

Eine Sonderform, die vor allem Frauen betrifft, ist das aus dem Müllerschen System hervorgehende Adenokarzinom [22]. Beschrieben sind klarzellige Karzinome und in seltenen Fällen auch endometrioide Karzinome [22]. Entsprechend der Theorie des Müllerschen Ursprungs sind diese Karzinome oft mit einer Endometriose assoziiert [22].

Eine weitere Sonderform stellen Urachuskarzinome dar, eine seltene Form des Adenokarzinoms [26]. Der Urachus verbindet in der Embyronalphase die zukünftige Harnblase und die Allantois und obliteriert anschließend zum Lig. umbilicale medianum [27]. Urachuskarzinome sind vor allem an Apex und Vorderwand der Harnblase lokalisiert und können prinzipiell verschiedene Differenzierungen zeigen [27].

1.2.2. Tumorgraduierung

Die Tumorgraduierung (*"grading"*) drückt den Grad der Differenzierung der Tumorzelle aus. Dieser reicht üblicherweise von gut differenziert (ähnlich dem Ursprungsgewebe, G1) über mäßig differenziert (= Ursprungsgewebe noch erkennbar, aber deutlich verändert, G2) zu schlecht (= Ursprungsgewebe ohne Lokalisationsangabe nicht erkennbar, G3) bis undifferenziert (= Tumortyp morphologisch nicht einordbar, G4). Beim Urothelkarzinom wurde diese Unterteilung historisch ebenfalls benutzt (vgl. WHO-Klassifikation 1973) [28]. 2004 wurde die Graduierung des Urothelkarzinoms jedoch in ein zweistufiges System mit *"low grade"* und *"high grade"* überführt, da dieses System die zugrundeliegende genetische Stabilität widerspiegeln sollte. Dabei ist *"low grade"* der Ausdruck von guter Differenzierung mit genetischer Stabilität und *"high grade"* das Pendant für schlechte Differenzierung und genetische Instabilität (☞ Abb. 1.3) [29].

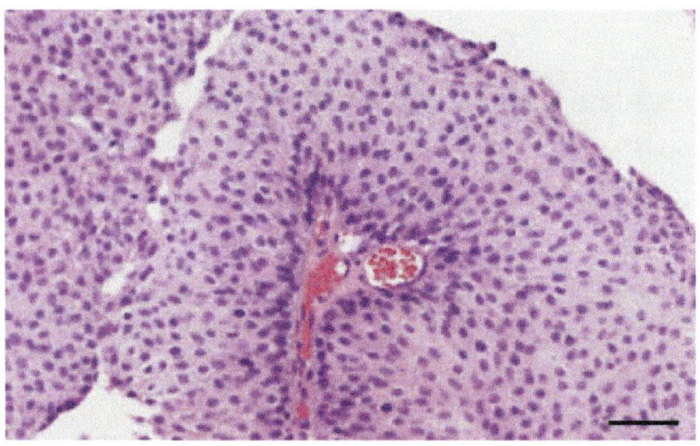

a

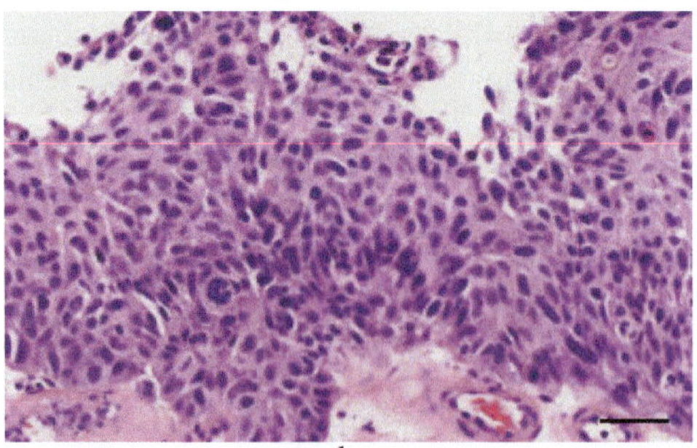

b

Abb. 1.3a+b: Morphologisches Grading in *"low grade"* (**a**) und *"high grade"* (**b**) (HE-Färbung, Messbalken 50 µm).

Morphologisch ist diese Unterscheidung in den papillären Karzinomen durch die einheitliche Kerngröße und -form, die polare Ausrichtung und geringe Mitosefrequenz bei *"low grade"* Tumoren im Gegensatz zu den deutlich vergrößerten, pleomorphen Kernen mit gestörter Architektur und zahlreichen Mitosen der *"high grade"* Tumoren gut nachvollziehbar [30]. Die invasiven Karzinome wurden in dieser Klassifikation nahezu alle als *"high grade"* eingestuft [31]. In den letzten Jahren fielen aber vermehrt "harmlos" aussehende Tumoren mit ungewöhnlich kombinierten molekularen Veränderungen (*FGFR3mut/TP53mut*) [32] oder genetischer Instabilität (Chromosom 9-Verlust, vermehrtes mTORC1-Signaling) [33] auf, welche die rein morphologischen Kern- und Architekturkriterien sowie die Einteilung in genetisch stabile und instabile Tumoren in Frage stellen.

1.2.3. Molekulare Subtypen

Analog zu anderen Tumorentitäten hat man versucht, das MIBC anhand von RNA-Expressionsprofilen in molekulare Subgruppen zu unterteilen. Über die Zeit entstanden dabei unterschiedlich benannte Unterteilungen. Der *"Bladder Cancer Molecular Taxonomy Group"* ist es schließlich zu verdanken, dass 2020 die Expressionsprofile von 1750 MIBCs einheitlich analysiert wurden und man sich auf eine Consensus Molekulare Klassifikation einigen konnte [34]. Aktuell werden sechs molekulare Subtypen mit unterschiedlichen Häufigkeiten und molekularen Eigenschaften unterschieden (☞ Tab. 1.3).

Der grundlegende grobe Unterschied zwischen luminalen und basalen Subtypen ist die Aktivierung von onkogenen Signalwegen. Luminale Tumoren sind vermehrt papillär aufgebaute Karzinome mit Aktivierung des FGFR-Signalweges und Alterationen in Chromatin-modifizierenden Genen. Basale Tumoren weisen vermehrt plattenepitheliale (Teil)-Differenzierungen mit Aktivierungen des EGFR-Signalweges und Störungen des kontrollierten Zelltodes sowie des Zellzyklus auf [34].

Abhängig von den Subtypen variiert das klinische Verhalten und das Ansprechen auf bestimmte Therapien (bsp. Chemotherapie, Immuntherapie). Daher scheint es sinnvoll – ähnlich dem Vorgehen bei Mammakarzinomen –, die etablierten Therapieschemata an den jeweiligen molekularen

Subtyp anzupassen [35]. Die Effektivität einer solchen Stratifizierung muss jedoch aktuell noch in prospektiven Studien evaluiert werden.

1.3. Molekulare Grundlagen

1.3.1. Molekulare Tumorgenese

Aufgrund der unterschiedlichen molekularen Veränderungen bei den verschiedenen Phänotypen des Urothelkarzinoms hat sich historisch ein sog. *Two pathway*-Konzept (papillärer Entstehungsweg und flach-invasiver Entstehungsweg) etabliert [36].

Papilläre (überwiegend *low-grade*) Karzinome weisen Mutationen im *FGFR3*-Gen oder Chromatin-modifizierenden Genen auf und sind teils genetisch stabil (eine kleinere Subgruppe genetisch instabil). *In situ*-Karzinome und invasive Urothelkarzinome hingegen weisen Alterationen des *TP53*- und des *RB1*-Gens auf und sind primär genetisch instabil. Papilläre *high-grade* Karzinome haben eine Sonderrolle und stellen eine Art "Verbindung" zwischen beiden Entstehungswegen dar. Sie zeichnen sich sowohl durch einen Verlust von *CDKN2A*(p16) und Mutationen in Histon modifizierenden Genen aus.

Die folgende Abbildung (☞ Abb. 1.4) stellt vereinfacht die Schlüsselveränderungen der beiden Entstehungswege dar.

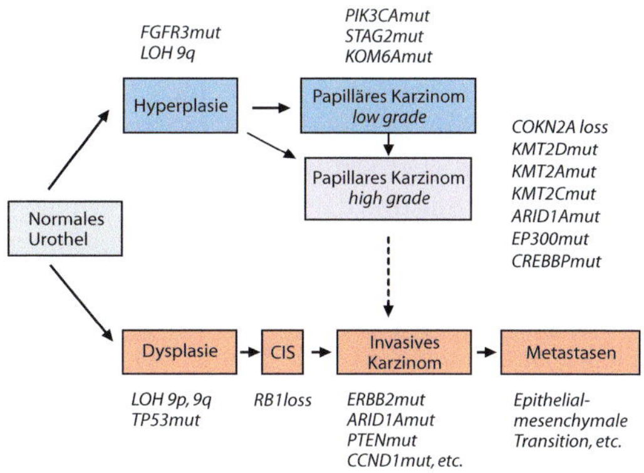

Abb. 1.4: Die häufigsten molekularen Veränderungen des Urothelkarzinoms (modifiziert nach Knowles et al. [36] und Pietzak et al. [37]).

1.3.2. Molekulare Zielstrukturen für Kinaseinhibitoren, Immuntherapie und Antikörper-Drug-Konjugate

■ *Fibroblast Growth Factor Receptor* (FGFR) 3

1999 wurden erstmals *FGFR3*-Mutationen in Urothelkarzinomen beschrieben [38]. 20 Jahre später (04/2019) wurde der FGFR-Inhibitor Erdafitinib als erste zielgerichtete Substanz von der *Food and Drug Administration* (FDA) zur Therapie des fortgeschrittenen Urothelkarzinoms mit *FGFR*-Alterationen zugelassen. Zugrunde lagen Ergebnisse einer Studie von Loriot et al., welche eine Ansprechrate von 40 % zeigte [39].

FGFR3 ist im Urothelkarzinom der wichtigste Rezeptor der FGFR-Familie. Der transmembranäre Tyrosinkinaserezeptor wird normalerweise durch Liganden aktiviert und dimerisiert. Dadurch wird die Kinasedomäne phosphoryliert und nachfolgende Signalkaskaden (MAP-Kinase-Pathway, AKT- und JAK-STAT-, Phospholipase-C-Signal-

	Luminal-papillär	Luminal NOS	Luminal instabil	Stromareich	Basal/ platten-epithelial	Neuro-endokrin-artig
Häufigkeit	24 %	8 %	15 %	15 %	35 %	3 %
Besondere Morphologie	papillär	mikropapillär			platten-epithelial	Neuro-endokrin
Molekulares Profil	FGFR3mut	PRAPG-Aktivierung	Hohe Mutationslast	Erhöhte Immunzellen	EGFR-Aktivierung	Zellzyklus-Aktivierung
Medianes OS (Jahre)	4	1,8	2,9	3,8	1,2	1

Tab. 1.3: Molekulare Subtypen MIBC nach Kamoun et al. [34].

ing) werden angeschaltet, welche Zellproliferation und Zellüberleben fördern. In Karzinomen können diese Signalkaskaden jedoch auch Ligandenunabhängig aktiv sein, da durch *FGFR*-Mutationen, -fusionen oder -amplifikationen eine Autophosphorylierung und damit Aktivierung erfolgen kann [40]. Laut Literatur sind *FGFR3*-Mutationen am häufigsten in Papillomen (75 %), PUNLMPs (77-85 %) und papillären, nicht-invasiven Urothelkarzinomen (G1 61 %, G2 58 %, LG 88 %, G3 34 %) zu finden, weniger in stromainvasiven Urothelkarzinomen (pT1G3 17%) [41, 42]. Im muskelinvasiven *The Cancer Genome Atlas* (TCGA)-Blasenkarzinomkollektiv werden *FGFR3*-Mutationen mit einer Häufigkeit von 14 % beschrieben, Amplifikationen/Zugewinne und Genfusionen mit einer Frequenz von 1,2 %/1,2 % und 2 % [43].

Fortgeschrittene Urothelkarzinome mit *FGFR3*-Alterationen zeigen insbesondere eine papilläre Morphologie und gehören dem luminal-papillären molekularen Subtyp an [34]. Dabei können laut Literatur besondere histopathologische Merkmale wie papilläre Struktur, irreguläre Kerne, perinukleäre helle Höfe und klare Zellgrenzen [44] als auch Methoden der künstlichen Intelligenz Hinweise auf das Vorhandensein von *FGFR3*-Mutationen liefern [45].

Die Zulassung von Erdafitinib in den USA ist an eine *Companion*-Diagnostik (therascreen® FGFR RGQ RT-PCR Kit, Qiagen) gebunden, welche vier *FGFR3*-Mutationen (*S249C, Y373C, R248C* und *G370C*) sowie je zwei *FGFR2*- und *FGFR3*-Translokationen (*FGFR3:TACC3, FGFR3:BAIAP2L1, FGFR2:CASP7* und *FGFR2:BICC1*) untersucht. Bislang sind solche *Companion*-Diagnostiken in Deutschland nicht verpflichtend. Es ist jedoch darauf hinzuweisen, dass die molekulare Testung auf *FGFR3*-Alterationen sowohl Mutationen als auch Fusionen abbilden muss und daher vorzugsweise mittels *Next Generation Sequencing*-Methoden durchgeführt werden sollte. Eine Zulassung durch die Europäische Arzneimittelbehörde (EMA) steht aktuell (Stand April 2022) noch aus.

Programmed Death-Ligand 1 (PD-L1)

PD1 und PD-L1 sind seit den Studien von Powels et al. (MPDL3280A [46]) und Rosenberg et al. (IMvigor210-Studie, Atezolizumab [47]) wichtige Strukturen für immuntherapeutische Strategien beim fortgeschrittenen Urothelkarzinom.

Die physiologische Aktivierung zytotoxischer T-Zellen erfolgt über die Bindung des MHC-Komplexes einer Antigen-präsentierenden Zelle an einen T-Zellrezeptor mit zusätzlicher Co-Stimulation durch Bindung der APC-Liganden an den Rezeptor der T-Zelle. Ein weiterer transmembranöser Oberflächenrezeptor, vorwiegend auf bereits aktivierten T-Zellen, ist PD-1 "*Programmed Death 1*" (PD-1 = CD279 aus der B7-CD28-Rezeptorfamilie), der außer auf T-Lymphozyten auch auf B-Lymphozyten, NK-Zellen und Monozyten nach Zellaktivierung nachweisbar ist. Nach Bindung an seine bisher bekannten Liganden PD-L1 (B7-H1) und PD-L2 (B7-DC), die auf Antigenpräsentierenden Zellen zu finden sind, kommt es zu einem negativ wirkenden co-stimulatorischen Effekt, der den Organismus durch Inaktivierung der T-Zellen vor überschießenden Immunreaktionen schützt [48]. Tumorzellen können ebenfalls als antigenpräsentierende Zellen wirken und über eine PD-L1/2-Expression an den PD-1-Rezeptor binden, was zu einer verminderten Aktivierung bzw. Proliferation von T-Zellen mit Apoptose führt. PD-L1 wird die Schlüsselrolle bei der PD-1-vermittelten Immunsuppression zugeschrieben. Aus diesem Grund wird z.B. für die *First line*-Therapie mit Immuncheckpoint-Inhibitoren eine immunhistochemische Untersuchung der Expression von PD-L1 verlangt. Hierbei können verschiedene monoklonale Antikörper mit variabler Anfärbbarkeit der Zellen eingesetzt werden. In einer Harmonisierungsstudie zeigte sich, dass die Färbung der Tumorzellen mit allen Antikörpern (außer SP142) recht vergleichbar war und reproduzierbare Bewertungsergebnisse der einzelnen Teilnehmer lieferte. Die Auswertungsergebnisse der Immunzellfärbung variierten stärker [49]. Teilweise kommt bei der Bewertung des PD-L1-Reaktionsmusters in Urothelkarzinomen den Immunzellen im Stroma (v.a. Lymphozyten) eine größere Bedeutung zu als den Tumorzellen selbst. Daher werden auch verschiedene Bewertungsscores (*Tumor Proportional Score* (TPS), *Immune Cell Score* (ICS), *Combined Positivity Score* (CPS)) eingesetzt und müssen je nach Zulassungssituation des Immuncheckpoint-Inhibitors herangezogen werden [50].

Nectin 4

Für das vortherapierte fortgeschrittene oder metastasiere Harnblasenkarzinom ist seit Dezember 2019 das Antikörper-Wirkstoff-Konjugat (ADC) Enfortumab-Vedotin von der FDA zugelassen. Zugrunde lag ein verlängertes medianes Überleben von 12,88 Monaten in der mit Enfortumab-Vedotin behandelten Kohorte im Vergleich zu 8,97 Monaten bei der Behandlung mit Chemotherapie [51]. Die mediane Überlebenszeit bei Behandlung mit Immuncheckpoint-Inhibitoren betrug lediglich 10-11 Monate [51]. Im Hinblick auf diese Daten ist eine Zulassung durch die EMA ebenfalls zu erwarten. Das ADC Enfortmuab-Vedotin besteht aus einem monoklonalen Nectin-4-Antikörper, der über eine durch Proteasen abspaltbare Verbindung an Monomethyl Auristatin E, ein Spindelzellgift, gebunden ist. Das Typ I-Transmembranprotein Nectin 4 aus der Nectin-Familie immunglobulinartiger Adhäsionsmoleküle vermittelt durch die Rekrutierung von Cadherinen und die Neustrukturierung des Zytoskeletts die Ca^{2+}-unabhängige Zell-Zell-Adhäsion über homo- und heterophile Trans-Interaktionen an "*adherens junctions*" [52]. Nectin 4 wird insbesondere in Harnblasenkarzinomen (83 % moderate und starke Expression), Mammakarzinomen (78 %) und Lungenkarzinomen (55 %) im Vergleich zum Normalgewebe überexprimiert [53]. In der EV101-Studie zeigten fast 97 % der Patienten eine starke oder moderate Expression von Nectin 4 [54]. Das ADC bindet an das Oberflächen-Antigen Nectin 4 und wird, nach Aufnahme über Endozytose, in einem Membranvesikel zu den Lysosomen transportiert. Nach dem Abbau der Membranhülle wird die Verbindung des Antikörpers mit Monomethyl Auristatin E durch Proteasen gelöst, welches nun seine Wirkung entfalten kann. Auristatin E ruft in der Tumorzelle einen Zellzyklusarrest hervor und induziert die Apoptose durch Störung der Mikrotubuli-Bildung [55].

Trophoblast cell surface antigen 2 (Trop 2)

Mit der Zulassung des Antikörper-Wirkstoff-Konjugats Sacituzumab-Govitecan folgte im April 2021 durch die FDA eine weitere Therapiemöglichkeit für das Chemo- oder Immuntherapie-vortherapierte fortgeschrittene oder metastasiere Harnblasenkarzinom. Bei einer mittleren Dauer des Ansprechens von 7,2 Monaten und einem medianen Gesamtüberleben von 10,9 Monaten, zeigte sich eine objektive Ansprechrate von 27 % [56]. Es wird daher eine baldige Zulassung auch durch die EMA erwartet. Bei dem ADC Sacituzumab-Govitecan handelt es sich um einen humanisierten monoklonalen Antikörper (hRS7 IgG1κ) gegen Trop 2. Mit diesem Antikörper sind über einen hydrolysierbaren Linker etwa 7-8 Moleküle SN-38 verbunden, ein aktiver Metabolit des Topoisomerase-1-Inhibitors Irinotecan [57]. Bei Trop 2 handelt es sich um ein Transmembranglykoprotein aus der Familie der "*tumor-associated calcium signal transducers*" (TACSTD), welches für die Stabilität von Claudin-7 und -1, welche in der Karzinogenese oft dysreguliert sind, verantwortlich ist [58]. Trop 2 wird in Karzinomzellen von Mamma-, Zervix-, Kolon-, Ösophagus-, Lungen-, Ovar-, Pankreas-, Prostata-, Magen-, Schilddrüse-, Harnblasen- und Uteruskarzinomen exprimiert [59]. Durch die Interaktion mit diversen Signaltransduktionskaskaden (Raf- und NF-κB-Pathways, MAPK-Signaling, Zellzyklusprogression etc.) spielt es eine wichtige Rolle in der Tumorzelltransformation und -proliferation [60]. Die Invasivität des Harnblasenkarzinoms korreliert dabei mit der Höhe des Trop 2-Proteinlevels [61]. Das ADC wird durch Endozytose über Membranvesikel in die Trop 2 tragenden Tumorzellen aufgenommen, wo SN-38 sowohl direkt auf die entsprechende Tumorzelle [62] als auch auf benachbarte Tumorzellen wirken kann, da das kleine SN-38-Molekül nach Abspaltung durch den hydrolisierbaren Linker auch in das Tumor-*Microenvironment* gelangt (sog. *Bystander*-Effekt) [56].

Literatur

1. Renate Lüllmann-Rauch EA. Taschenlehrbuch Histologie: Georg Thieme Verlag KG; 2019.

2. Zeegers MP, Tan FE, Dorant E, van Den Brandt PA. The impact of characteristics of cigarette smoking on urinary tract cancer risk: a meta-analysis of epidemiologic studies. Cancer. 2000;89(3):630-9.

3. Brennan P, Bogillot O, Greiser E, Chang-Claude J, Wahrendorf J, Cordier S, et al. The contribution of cigarette smoking to bladder cancer in women (pooled European data). Cancer Causes Control. 2001;12(5):411-7.

4. Brennan P, Bogillot O, Cordier S, Greiser E, Schill W, Vineis P, et al. Cigarette smoking and bladder cancer in men: a pooled analysis of 11 case-control studies. Int J Cancer. 2000;86(2):289-94.

5. Chung CJ, Pu YS, Shiue HS, Lee HL, Lin P, Yang HY, et al. 4-(Methylnitrosamino)-1-(3-pyridyl)-1-butanone (NNK) metabolism-related enzymes gene polymorphisms, NNK metabolites levels and urothelial carcinoma. Toxicol Lett. 2013;216(1):16-22.

6. Besaratinia A, Tommasi S. Genotoxicity of tobacco smoke-derived aromatic amines and bladder cancer: current state of knowledge and future research directions. FASEB J. 2013;27(6):2090-100.

7. Bolt HM, Golka K. [Occupational cancer—burdens of the past or actual threat?]. Dtsch Med Wochenschr. 2007;132(4):133-4.

8. Talaska G. Aromatic amines and human urinary bladder cancer: exposure sources and epidemiology. J Environ Sci Health C Environ Carcinog Ecotoxicol Rev. 2003;21(1):29-43.

9. Talaska G, Al-Zoughool M. Aromatic amines and biomarkers of human exposure. J Environ Sci Health C Environ Carcinog Ecotoxicol Rev. 2003;21(2):133-64.

10. Korinth G, Schaller KH, Drexler H. Percutaneous absorption of aromatic amines and the risk assessment resulting from the dermal pathway. Front Biosci (Elite Ed). 2013;5(3):928-38.

11. Obringer C, Manwaring J, Goebel C, Hewitt NJ, Rothe H. Suitability of the in vitro Caco-2 assay to predict the oral absorption of aromatic amine hair dyes. Toxicol In Vitro. 2016;32:1-7.

12. Kantor AF, Hartge P, Hoover RN, Narayana AS, Sullivan JW, Fraumeni JF, Jr. Urinary tract infection and risk of bladder cancer. Am J Epidemiol. 1984;119(4): 510-5.

13. Michaud DS. Chronic inflammation and bladder cancer. Urol Oncol. 2007;25(3):260-8.

14. Coussens LM, Werb Z. Inflammation and cancer. Nature. 2002;420(6917):860-7.

15. Xu W, Liu LZ, Loizidou M, Ahmed M, Charles IG. The role of nitric oxide in cancer. Cell Res. 2002;12(5-6):311-20.

16. Fairchild WV, Spence CR, Solomon HD, Gangai MP. The incidence of bladder cancer after cyclophosphamide therapy. J Urol. 1979;122(2):163-4.

17. Murta-Nascimento C, Schmitz-Drager BJ, Zeegers MP, Steineck G, Kogevinas M, Real FX, et al. Epidemiology of urinary bladder cancer: from tumor development to patient's death. World J Urol. 2007;25(3):285-95.

18. Chen CH, Dickman KG, Huang CY, Moriya M, Shun CT, Tai HC, et al. Aristolochic acid-induced upper tract urothelial carcinoma in Taiwan: clinical characteristics and outcomes. Int J Cancer. 2013;133(1):14-20.

19. Piper JM, Tonascia J, Matanoski GM. Heavy phenacetin use and bladder cancer in women aged 20 to 49 years. N Engl J Med. 1985;313(5):292-5.

20. Williamson SR MJ, Raspollini MR, et al. WHO classification of Tumours Editorial Board Urinary and male genital organs. 8. 5 ed: International Agency for Research on Cancer; 2022.

21. Onkologie L. S3-Leitlinie Harnblasenkarzinom.

22. Humphrey PA, Moch H, Cubilla AL, Ulbright TM, Reuter VE. The 2016 WHO Classification of Tumours of the Urinary System and Male Genital Organs-Part B: Prostate and Bladder Tumours. Eur Urol. 2016;70(1): 106-19.

23. Kim SP, Frank I, Cheville JC, Thompson RH, Weight CJ, Thapa P, et al. The impact of squamous and glandular differentiation on survival after radical cystectomy for urothelial carcinoma. J Urol. 2012;188(2):405-9.

24. Cheng L, Jones TD, McCarthy RP, Eble JN, Wang M, MacLennan GT, et al. Molecular genetic evidence for a common clonal origin of urinary bladder small cell carcinoma and coexisting urothelial carcinoma. Am J Pathol. 2005;166(5):1533-9.

25. Kunze E, Francksen B. Histogenesis of nonurothelial carcinomas of the urinary bladder from pre-existent transitional cell carcinomas. A histopathological and immunohistochemical study. Urol Res. 2002;30(1):66-78.

26. Sheldon CA, Clayman RV, Gonzalez R, Williams RD, Fraley EE. Malignant urachal lesions. J Urol. 1984; 131(1):1-8.

27. Gopalan A, Sharp DS, Fine SW, Tickoo SK, Herr HW, Reuter VE, et al. Urachal carcinoma: a clinicopathologic analysis of 24 cases with outcome correlation. Am J Surg Pathol. 2009;33(5):659-68.

28. Mostofi FK, Sobin, et al. Histological typing of urinary bladder tumours. Humberto & World Health Organization. 1973.

29. Lopez-Beltran A SG, Gaser T et al. . Infiltrating urothelial carcinoma. In: Eble JN SG, Epstein JI, Stesterhenn IA, editor. World Health Organization Classification of Tumours Pathology and Genetics of Tumours of the Urinary System and Male Genital Organs. 3 ed2004.

30. Reuter VE AF, Amin MB et al. Non-invasive urothelial lesions. In: Moch H UTea, editor. WHO classification of Tumours of the Urinary System and Male Genital Organs. 4 ed2016.

31. Grignon D.J. A-AH, Algaba F. et al. Infiltrating urothelial carcinoma. In: Moch H UTea, editor. WHO classification of Tumours of the Urinary System and Male Genital Organs. 4 ed2016.

32. Geelvink M, Babmorad A, Maurer A, Stohr R, Grimm T, Bach C, et al. Diagnostic and prognostic implications of FGFR3(high)/Ki67(high) papillary bladder cancers. Int J Mol Sci. 2018;19(9).

33. Hurst CD, Alder O, Platt FM, Droop A, Stead LF, Burns JE, et al. Genomic subtypes of non-invasive bladder cancer with distinct metabolic profile and female gender bias in *KDM6A* mutation frequency. Cancer Cell. 2017;32(5):701-15 e7.

34. Kamoun A, de Reynies A, Allory Y, Sjodahl G, Robertson AG, Seiler R, et al. A consensus molecular classification of muscle-invasive bladder cancer. Eur Urol. 2020;77(4):420-33.

35. Erben P, Becker C, Tsaur I, Stope MB, Todenhofer T, Fachgruppe Molekulare Urologie der Arbeitsgruppe urologische Forschung der Deutschen Gesellschaft fur U. [Molecular subtypes of urothelial carcinoma of the bladder-background and clinical relevance]. Urologe A. 2021;60(1):81-8.

36. Knowles MA, Hurst CD. Molecular biology of bladder cancer: new insights into pathogenesis and clinical diversity. Nat Rev Cancer. 2015;15(1):25-41.

37. Pietzak EJ, Bagrodia A, Cha EK, Drill EN, Iyer G, Isharwal S, et al. Next-generation Sequencing of Nonmuscle Invasive Bladder Cancer Reveals Potential Biomarkers and Rational Therapeutic Targets. Eur Urol. 2017; 72(6):952-9.

38. Cappellen D, De Oliveira C, Ricol D, de Medina S, Bourdin J, Sastre-Garau X, et al. Frequent activating mutations of FGFR3 in human bladder and cervix carcinomas. Nat Genet. 1999;23(1):18-20.

39. Loriot Y, Necchi A, Park SH, Garcia-Donas J, Huddart R, Burgess E, et al. Erdafitinib in locally advanced or metastatic urothelial carcinoma. N Engl J Med. 2019; 381(4):338-48.

40. Katoh M. Fibroblast growth factor receptors as treatment targets in clinical oncology. Nat Rev Clin Oncol. 2019;16(2):105-22.

41. van Rhijn BW, Montironi R, Zwarthoff EC, Jobsis AC, van der Kwast TH. Frequent FGFR3 mutations in urothelial papilloma. J Pathol. 2002;198(2):245-51.

42. Hernandez S, Lopez-Knowles E, Lloreta J, Kogevinas M, Amoros A, Tardon A, et al. Prospective study of FGFR3 mutations as a prognostic factor in nonmuscle invasive urothelial bladder carcinomas. J Clin Oncol. 2006;24(22):3664-71.

43. Robertson AG, Kim J, Al-Ahmadie H, Bellmunt J, Guo G, Cherniack AD, et al. Comprehensive molecular characterization of muscle-invasive bladder cancer. Cell. 2017;171(3):540-56 e25.

44. Al-Ahmadie HA, Iyer G, Janakiraman M, Lin O, Heguy A, Tickoo SK, et al. Somatic mutation of fibroblast growth factor receptor-3 (FGFR3) defines a distinct morphological subtype of high-grade urothelial carcinoma. J Pathol. 2011;224(2):270-9.

45. Loeffler CML, Ortiz Bruechle N, Jung M, Seillier L, Rose M, Laleh NG, et al. Artificial intelligence-based detection of FGFR3 mutational status directly from routine histology in bladder cancer: A possible preselection for molecular testing? Eur Urol Focus. 2021.

46. Powles T, Eder JP, Fine GD, Braiteh FS, Loriot Y, Cruz C, et al. MPDL3280A (anti-PD-L1) treatment leads to clinical activity in metastatic bladder cancer. Nature. 2014;515(7528):558-62.

47. Rosenberg JE, Hoffman-Censits J, Powles T, van der Heijden MS, Balar AV, Necchi A, et al. Atezolizumab in patients with locally advanced and metastatic urothelial carcinoma who have progressed following treatment with platinum-based chemotherapy: a single-arm, multicentre, phase 2 trial. Lancet. 2016;387(10031):1909-20.

48. Ribas A. Tumor immunotherapy directed at PD-1. N Engl J Med. 2012;366(26):2517-9.

49. Schwamborn K, Ammann JU, Knuchel R, Hartmann A, Baretton G, Lasitschka F, et al. Multicentric analytical comparability study of programmed death-ligand 1 expression on tumor-infiltrating immune cells and tumor cells in urothelial bladder cancer using four clinically developed immunohistochemistry assays. Virchows Arch. 2019;475(5):599-608.

50. Eckstein M, Cimadamore A, Hartmann A, Lopez-Beltran A, Cheng L, Scarpelli M, et al. PD-L1 assessment in urothelial carcinoma: a practical approach. Ann Transl Med. 2019;7(22):690.

51. Powles T, Rosenberg JE, Sonpavde GP, Loriot Y, Duran I, Lee JL, et al. Enfortumab vedotin in previously treated advanced urothelial carcinoma. N Engl J Med. 2021;384(12):1125-35.

52. Rikitake Y, Mandai K, Takai Y. The role of nectins in different types of cell-cell adhesion. J Cell Sci. 2012;125 (Pt 16):3713-22.

53. Challita-Eid PM, Satpayev D, Yang P, An Z, Morrison K, Shostak Y, et al. Enfortumab vedotin antibody-drug conjugate targeting nectin-4 is a highly potent therapeutic agent in multiple preclinical cancer models. Cancer Res. 2016;76(10):3003-13.

54. Rosenberg J, Sridhar SS, Zhang J, Smith D, Ruether D, Flaig TW, et al. EV-101: A phase I study of single-agent enfortumab vedotin in patients with nectin-4-positive solid tumors, including metastatic urothelial carcinoma. J Clin Oncol. 2020;38(10):1041-9.

55. Heath EI, Rosenberg JE. The biology and rationale of targeting nectin-4 in urothelial carcinoma. Nat Rev Urol. 2021;18(2):93-103.

56. Tagawa ST, Balar AV, Petrylak DP, Kalebasty AR, Loriot Y, Flechon A, et al. TROPHY-U-01: A phase II open-label study of sacituzumab govitecan in patients with metastatic urothelial carcinoma progressing after platinum-based chemotherapy and checkpoint inhibitors. J Clin Oncol. 2021;39(22):2474-85.

57. Produktinformation Trodelvy, INN-Sacituzumab Govetican [Internet]. Available from: https://www.ema.europa.eu.

58. Mori Y, Akita K, Ojima K, Iwamoto S, Yamashita T, Morii E, et al. Trophoblast cell surface antigen 2 (Trop-2) phosphorylation by protein kinase C alpha/delta (PKCalpha/delta) enhances cell motility. J Biol Chem. 2019;294(30):11513-24.

59. Stepan LP, Trueblood ES, Hale K, Babcook J, Borges L, Sutherland CL. Expression of Trop2 cell surface glycoprotein in normal and tumor tissues: potential implications as a cancer therapeutic target. J Histochem Cytochem. 2011;59(7):701-10.

60. Goldenberg DM, Stein R, Sharkey RM. The emergence of trophoblast cell-surface antigen 2 (TROP-2) as a novel cancer target. Oncotarget. 2018;9(48):28989-9006.

61. Avellini C, Licini C, Lazzarini R, Gesuita R, Guerra E, Tossetta G, et al. The trophoblast cell surface antigen 2 and miR-125b axis in urothelial bladder cancer. Oncotarget. 2017;8(35):58642-53.

62. Cardillo TM, Govindan SV, Sharkey RM, Trisal P, Goldenberg DM. Humanized anti-Trop-2 IgG-SN-38 conjugate for effective treatment of diverse epithelial cancers: preclinical studies in human cancer xenograft models and monkeys. Clin Cancer Res. 2011;17(10): 3157-69.

Epidemiologische Situation, Klassifikation und Ätiologie

2. Epidemiologische Situation, Klassifikation und Ätiologie

2.1. Epidemiologische Situation und Klassifikation

Urothelkarzinome stellen die sechsthäufigste Tumorentität weltweit dar und machen ca. 3 % aller neuen Krebserkrankungen sowie gut 2 % aller Krebsassoziierten Todesfälle aus [1, 2]. Dies entsprach im Jahr 2021 mehr als 570.000 neudiagnostizierten Fällen sowie mehr als 210.000 Todesfällen [2]. Bezogen auf die geschlechtsspezifische Inzidenz zeigt sich bei den Urothelkarzinomen der Harnblase für Männern ab dem 20. Lebensjahr eine altersangepasste Inzidenz von 15,8 pro 100.000 Einwohnern/Jahr, während Frauen eine deutliche geringere Inzidenz von 3,9 pro 100.000 Einwohnern/Jahr aufweisen [3]. Hier zeigen sich jedoch deutliche Unterschiede zwischen einzelnen Ländern basierend auf einer unterschiedlichen Ausprägung von Risikofaktoren wie Nikotinabusus, parasitären Infektionen oder beruflicher Exposition mit Substanzen wie beispielsweise aromatischen Aminen [4, 16]. Zusätzlich ist diese Varianz aber auch Ausdruck unterschiedlicher Datenerhebungs- sowie statistischer Auswertungsverfahren [4].

Aktuelle Daten weisen darauf hin, dass die Gesamtzahl der neudiagnostizierten Fälle in Europa zunimmt, während es zu einem Rückgang der Mortalität zu kommen scheint [5]. Hierbei zeigte sich eine Korrelation zwischen Nikotinabusus und Urothelkarzinominzidenz sowie -mortalität bei Männern und Frauen [5].

Von allen diagnostizierten Fällen stellen Urothelkarzinome der Harnblase 90-95 % dar, während Urothelkarzinome des oberen Harntraktes (i.e. Ureter, Pyelon, Calices) 5-10 % ausmachen.

Urothelkarzinome werden in erster Linie aufgrund der starken prognostischen Unterschiede in nicht-muskelinvasiven und muskelinvasiven Tumoren unterteilt. Entsprechend der 2017 TNM-Klassifikation liegt hierbei die Grenze zwischen Tumoren <T2 und ≥T2 (☞ Tab. 2.1, 2.2) [6].

Nicht-muskelinvasive Tumoren machen ca. 75 % aller Urothelkarzinome aus und sind durch ein Stadienabhängiges Risiko für Tumorrezidive und -progression gekennzeichnet [7-9]. Hierbei ist insbesondere die Gruppe der T1G3-Tumoren hervorzuheben, welche sowohl nach der ursprünglichen Klassifikation von Sylvester et al. aus dem Jahr 2006 als auch innerhalb der aktualisierten Risikoklassifikation der *European Association of Urology* aus dem Jahr 2022 als Hochrisikotumoren klassifiziert werden. Dies basiert in erster Linie auf einer hohen Anzahl an unterdiagnostizierten muskelinvasiven Tumoren sowie auf dem hohen Risiko des Progresses zur Muskelinvasivität der bereits ins subepitheliale Bindegewebe einwachsenden Tumoren [7, 8, 10, 11]. In dieser Subgruppe der im Rahmen der initialen transurethralen Resektion als T1 befundeten Tumoren findet sich in über 25 % der Patienten ein muskelinvasiver Tumor und bei 17,5 % der Patienten bereits eine lymphogene Metastasierung [10, 11]. Muskelinvasive Tumoren weisen ein deutlich höheres Metastasierungsrisiko auf, was wiederum mit einer krebsspezifischen 5-Jahres-Sterblichkeitsrate von 50-70 % trotz vorheriger Therapie einhergeht [12, 13]. Insgesamt machen metastasierte Urothelkarzinome ca. 5 % aller Fälle aus [14].

2.2. Ätiologie

Risikofaktoren für die Entstehung von Urothelkarzinomen umfassen eine Vielzahl zumeist exogener Faktoren.

Primär ist hierbei der inhalative Tabakkonsum als Hauptrisikofaktor zu nennen, auf den ca. 50 % der Urothelkarzinomfälle zurückgehen [4, 15, 16]. Dieses erhöhte Risiko lässt sich auf renal eliminierten aromatischen Amine sowie polyzyklische aromatische Kohlenwasserstoffe und die hierdurch entstehenden methylierten Metaboliten zurückführen [16]. Inhalativer Tabakkonsum erhöht das Risiko für das Auftreten eines Urothelkarzinoms im Vergleich zu Nichtrauchern um das zwei- bis vierfache [17]. Darüber hinaus steigt das Entstehungsrisiko eines Urothelkarzinoms mit der Dauer und Menge des inhalativen Tabakkonsums [18]. Das Risiko an einem Urothelkarzinom zu erkranken sinkt nach Beendigung des inhalativen Tabakkonsums um mehr als 30 % nach ein bis vier Jahren und um mehr als 60 % nach 25 Jahren, erreicht jedoch nie wieder ein vergleichbares Risikolevel wie das von Nichtrauchern [19].

Ein weiterer wichtiger Risikofaktor, auf den sich circa 10% aller Urothelkarzinomfälle zurückführen lassen, ist die berufliche Exposition mit aromatischen Aminen, polyzyklischen Kohlenwasserstoffen und chlorierten Kohlenwasserstoffen. Eine berufliche Exposition mit diesen Gefahrenstoffen tritt in erster Linie im Umgang mit Farben, Lacken, Metallwerkstücken und Petroleumprodukten auf [4, 20, 21]. Darüber hinaus zeigt sich ein erhöhtes Risiko für Friseure/-innen, die ihren Beruf für mehr als zehn Jahre ausgeübt haben und hierbei Kontakt zu bestimmten Haarfärbemitteln oder anderen Haarprodukten hatten [22].

Die Schistosomiasis, oder auch Bilharziose, stellt einen weiteren Risikofaktor dar. Hierbei handelt es sich um eine chronische Zystitis verursacht durch eine endemische Infektion die durch die Larven der parasitären *Schistosoma mansoni* hervorgerufen wird [4]. Die Erreger sind in tropischen Regionen der Welt zu finden wie beispielsweise in Nordafrika.

Zudem finden sich zunehmend Hinweise auf eine gewisse genetische Disposition für das Urothelkarzinom, welche die Inzidenz vor allem durch eine höhere Sensibilität gegenüber anderen Risikofaktoren beeinflussen können [4, 23].

Lokales Tumorstadium		
T0	Kein Lokaler Tumornachweis	
Tis	Carcinoma in situ, flache Läsion	
Ta	Nicht-invasives, papilläres Karzinom	
T1	Karzinom mit Invasion in das subepitheliale Bindegewebe	
T2	Karzinom mit Infiltration der Blasenmuskulatur	
	a	Karzinom mit oberflächlicher Infiltration der Blasenmuskulatur (innere Hälfte)
	b	Karzinom mit tiefer Infiltration der der Blasenmuskulatur (äußere Hälfte)
T3	Karzinom mit Infiltration von perivesikalem Gewebe	
	a	mikroskopische Infiltration
	b	makroskopisch (extravesikales Tumorwachstum)
T4	Karzinom mit Infiltration einer der folgenden Nachbarorgane: Prostata, Samenblasen, Uterus, Vagina, Beckenwand, Bauchwand	
	a	Karzinom mit Infiltration von Prostata, Samenblasen, Uterus oder Vagina
	b	Karzinom mit Infiltration von Becken- oder Bauchwand
Lokoregionäre Lymphknoten		
N0	Keine lokoregionären Lymphknoten	
N1	Metastase in einem singulären Lymphknoten im Becken (hypogastrisches, obturatorisches oder präsakrales Lymphabflussgebiet, sowie Lymphabflussgebiet der externen Iliakalstrombahn)	
N2	Multiple Lymphknotenmetastasen im Becken (hypogastrisches, obturatorisches oder präsakrales Lymphabflussgebiet, sowie Lymphabflussgebiet der externen Iliakalstrombahn)	
N3	Metastasierung im Lymphabflussgebiet der Iliaca communis Strohmbahnen	
Fernmetastasierung		
M0	Keine Fenrmetastasierung	
M1	a	Metastasierung nicht-lokoregionärer Lymphknoten
	b	Nicht-lymphogene Fernmetastasierung

Tab. 2.1: 2017 TNM-Klassifikation Harnblasenkarzinom.

Lokales Tumorstadium	
T0	Kein Lokaler Tumornachweis
Tis	Carcinoma in situ, flache Läsion
Ta	Nicht-invasives, papilläres Kazinom
T1	Karzinom mit Invasion in das subepitheliale Bindegewebe
T2	Karzinom mit Infiltration der Lamina muscularis
T3	(Pyelon/Calices) Karzinom mit Infiltration über die Lamina muscularis hinaus bis in das peripelvine Fettgewebe bzw. bis in das renale Parenchym (Ureter)Karzinom mit Infiltration über die Lamina muscularis hinaus bis in das periureterale Fettgewebe
T4	Karzinom mit Infiltration benachbarter Organe bzw. mit Invasion des perinephritischen Fettgewebes durch das Nierenparenchym hindurch
Lokoregionäre Lymphknoten	
N0	Keine lokoregionären Lymphknoten
N1	Singuläre Lymphknotenmetastase £2 cm im größten Durchmesser
N2	Singuläre Lymphknotenmetastase >2 cm im größten Durchmesser oder multiple Lymphknotenmetastasen
Fernmetastasierung	
M0	Keine Fernmetastasierung
M1	Fernmetastasierung

Tab. 2.2: 2017 TNM-Klassifikation Urothelkarzinome des oberen Harntraktes.

Literatur

1. Sung H, Ferlay J, Siegel RL, Laversanne M, Soerjomataram I, Jemal A, et al. Global Cancer Statistics 2020: GLOBOCAN Estimates of Incidence and Mortality Worldwide for 36 Cancers in 185 Countries. CA Cancer J Clin. 2021;71:209-49.

2. Siegel RL, Miller KD, Fuchs HE, Jemal A. Cancer Statistics, 2021. CA Cancer J Clin. 2021;71:7-33.

3. (IARC) IAfRoC. Cancer Today. Estimated number of new cases in 2020, worldwide, both sexes, ages 20 and above 2020.

4. Burger M, Catto JW, Dalbagni G, Grossman HB, Herr H, Karakiewicz P, et al. Epidemiology and risk factors of urothelial bladder cancer. Eur Urol. 2013;63:234-41.

5. Teoh JY, Huang J, Ko WY, Lok V, Choi P, Ng CF, et al. Global trends of bladder cancer incidence and mortality, and their associations with tobacco use and gross domestic product per capita. Eur Urol. 2020;78:893-906.

6. Bertero L, Massa F, Metovic J, Zanetti R, Castellano I, Ricardi U, et al. Eighth Edition of the UICC Classification of Malignant Tumours: an overview of the changes in the pathological TNM classification criteri–aWhat has changed and why? Virchows Arch. 2018;472:519-31.

7. Sylvester RJ, Rodriguez O, Hernandez V, Turturica D, Bauerova L, Bruins HM, et al. European Association of Urology (EAU) Prognostic Factor Risk Groups for Non-muscle-invasive Bladder Cancer (NMIBC) Incorporating the WHO 2004/2016 and WHO 1973 Classification Systems for Grade: An Update from the EAU NMIBC Guidelines Panel. Eur Urol. 2021;79:480-8.

8. Sylvester RJ, van der Meijden AP, Oosterlinck W, Witjes JA, Bouffioux C, Denis L, et al. Predicting recurrence and progression in individual patients with stage Ta T1 bladder cancer using EORTC risk tables: a combined analysis of 2596 patients from seven EORTC trials. Eur Urol. 2006;49:466-5; discussion 75-7.

9. Fernandez-Gomez J, Madero R, Solsona E, Unda M, Martinez-Pineiro L, Gonzalez M, et al. Predicting non-muscle invasive bladder cancer recurrence and progression in patients treated with bacillus Calmette-Guerin: the CUETO scoring model. J Urol. 2009;182:2195-203.

10. Gupta A, Lotan Y, Bastian PJ, Palapattu GS, Karakiewicz PI, Raj GV, et al. Outcomes of patients with clinical T1 grade 3 urothelial cell bladder carcinoma treated with radical cystectomy. Urology. 2008;71:302-7.

11. Herr HW. The value of a second transurethral resection in evaluating patients with bladder tumors. J Urol. 1999;162:74-6.

12. Stein JP, Lieskovsky G, Cote R, Groshen S, Feng AC, Boyd S, et al. Radical cystectomy in the treatment of invasive bladder cancer: long-term results in 1,054 patients.

Journal of clinical oncology : official journal of the American Society of Clinical Oncology. 2001;19:666-75.

13. Grossman HB, Natale RB, Tangen CM, Speights VO, Vogelzang NJ, Trump DL, et al. Neoadjuvant chemotherapy plus cystectomy compared with cystectomy alone for locally advanced bladder cancer. N Engl J Med. 2003; 349:859-66.

14. Saginala K, Barsouk A, Aluru JS, Rawla P, Padala SA, Barsouk A. Epidemiology of Bladder Cancer. Med Sci (Basel). 2020;8.

15. Freedman ND, Silverman DT, Hollenbeck AR, Schatzkin A, Abnet CC. Association between smoking and risk of bladder cancer among men and women. JAMA 2011;306:737-45.

16. Jin F, Thaiparambil J, Donepudi SR, Vantaku V, Piyarathna DWB, Maity S, et al. Tobacco-specific carcinogens induce hypermethylation, DNA adducts, and DNA damage in bladder cancer. Cancer Prev Res (Phila). 2017;10:588-97.

17. Kirkali Z, Chan T, Manoharan M, Algaba F, Busch C, Cheng L, et al. Bladder cancer: epidemiology, staging and grading, and diagnosis. Urology. 2005;66:4-34.

18. Silverman D, Devesa S, Moore L, Rothman N. Cancer epidemiology and prevention. Bladder Cancer. 2006; 2:1156-79.

19. Colombel M, Soloway M, Akaza H, Böhle A, Palou J, Buckley R, et al. Epidemiology, staging, grading, and risk stratification of bladder cancer. European Urology Supplements. 2008;7:618-26.

20. Samanic CM, Kogevinas M, Silverman DT, Tardon A, Serra C, Malats N, et al. Occupation and bladder cancer in a hospital-based case–control study in Spain. Occupational and Environmental Medicine. 2008;65:347-53.

21. Rushton L, Bagga S, Bevan R, Brown T, Cherrie J, Holmes P, et al. Occupation and cancer in Britain. British journal of cancer. 2010;102:1428-37.

22. Harling M, Schablon A, Schedlbauer G, Dulon M, Nienhaus A. Bladder cancer among hairdressers: a meta-analysis. Occup Environ Med. 2010;67:351-8.

23. Rafnar T, Vermeulen SH, Sulem P, Thorleifsson G, Aben KK, Witjes JA, et al. European genome-wide association study identifies SLC14A1 as a new urinary bladder cancer susceptibility gene. Human Molecular Genetics. 2011;20:4268-81.

Bildgebende Diagnostik und Verlaufskontrolle

3. Bildgebende Diagnostik und Verlaufskontrolle

3.1. Radiologie

Die Diagnostik des Blasenkarzinoms beginnt meist aufgrund einer unklaren Hämaturie. Die amerikanische Leitlinie zur Mikrohämaturie (Stand: 2020) empfiehlt eine individualisierte risikobasierte Diagnostik unter Berücksichtigung des Alters, der Raucheranamnese sowie der Häufigkeit und Stärke der Hämaturie. Nur für Patienten mit hohem Risiko wird eine Computertomographie (CT) des Abdomens und Beckens mit Ausscheidungsphase (CT-Urographie) empfohlen [1]. Im Falle des Verdachts auf ein muskelinvasives Harnblasenkarzinom (MIBC) sieht die aktuelle NCCN-Leitlinie (*National Comprehensive Cancer Network; Clinical Practice Guidelines in Oncology*; Version: 02/2022) ebenso wie die EAU- und die deutsche S3-Leitlinie vor einer transurethralen Resektion eines Blasentumors (TURBT) eine CT-Urographie zur Beurteilung der Blase, der Lymphknoten, potentieller Metastasen und weiterer Manifestationen im oberen Harntrakt vor [2-4]. Zum Zeitpunkt der Diagnose eines Urothelkarzinoms der Harnblase haben ca. 2 % der Patienten eine Zweitmanifestation im oberen Harntrakt und in 6 % eine Metastasierung zu einem späteren Zeitpunkt (metachron) [5]. Insbesondere für die lokale Tumorausbreitung hat sich die funktionelle Bildgebung mittels Magnetresonanztomographie (MRT) bei Karzinomen der Harnblase etabliert.

3.1.1. Computertomographie (CT)

Die CT ist meist die erste Bildgebung bei Verdacht auf Karzinome der Harnblase und bietet darüber hinaus die Möglichkeit zur gleichzeitigen Detektion von Lymphknoten- und Organmetastasen [6]. Harnblasenkarzinome sind in der Regel als intraluminale, papilläre oder noduläre Raumforderungen oder fokale Wandverdickungen abzugrenzen. Die Sensitivität der CT-Urographie für Blasenkarzinome liegt laut Studien und Metaanalysen bei 67 bis 100 %; die Spezifität bei 93 bis 99 % [7-9]. CT-Untersuchungen der Blase sollten in mehreren Kontrastmittelphasen akquiriert werden (z.B. cortico-medulläre Phase nach 25-30 s, nephrographische Phase nach 60-80 s und Ausscheidungsphase nach 7-10 Minuten), um eine bessere Detektion zu ermöglichen. Urothelkarzinome zeigen in der Regel eine frühe KM-Anreicherung (ca. 60 s nach KM-Injektion) und eine klare Abgrenzung zur kontrastmittelgefüllten Blase in der Ausscheidungsphase. Die urotheliale Phase scheint im Vergleich zur verzögerten Ausscheidungsphase eine höhere Sensitivität bei der Erkennung von Harnblasenkarzinomen aufzuweisen (89 % vs. 71 %) [8]. Für die CT-Urographie kann entweder die Einzel-Bolus-Technik oder die Split-Bolus-Technik angewendet werden. Bei der in der Regel durchgeführten Einzel-Bolus-Technik erfolgt eine einzelne KM-Injektion gefolgt von CT-Scans in unterschiedlichen Phasen. Jede Phase erfordert einen separaten Scan mit entsprechender Strahlenexposition. Vorteil ist jedoch die gute Bildqualität bei größerem KM-Bolus und die jeweils gute Parenchymkontrastierung. Bei der Splitbolus-Technik wird eine geringere KM-Menge direkt und der Rest verzögert injiziert, um die Parenchymphase und Ausscheidungsphase in einem Scan zu kombinieren. Vorteil ist eine geringere Strahlenexposition, die Nachteile sind eine geringere Erweiterung des Harntraktes und eine geringere Parenchymkontrastierung [10]. Zur Erweiterung des oberen Harntraktes können eine orale oder intravenöse Gabe von NaCl oder Furosemid genutzt werden.

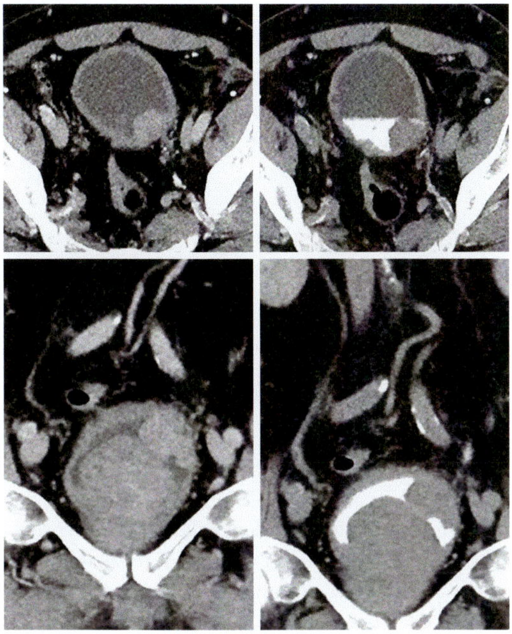

Abb. 3.1: Zweiphasige Computertomographie (venöse/nephrographische und urographische Phase) mit Darstellung eines Blasenkarzinoms am hinteren Blasendach.

3.1.2. Magnetresonanztomographie (MRT)

Die MRT hat sich zur Diagnostik der lokalen Tumorausdehnung und insbesondere zur Evaluation der Infiltration der Muscularis propria bewährt [11]. Die multiparametrische MRT (mpMRT) ist eine Kombination aus anatomischer T1-gewichteter Bildgebung und T2-gewichteter Bildgebung sowie funktionellen Sequenzen (diffusionsgewichtete Bildgebung und dynamische Untersuchungen mit Kontrastmittelgabe; MR-Urographie). Die MR-Urographie kann alternativ zur CT-Urographie ebenfalls zur Darstellung des oberen Harntraktes verwendet werden und wird von mehreren Leitlinien (AUA, EAU, NCCN) als Alternative empfohlen, wenn z.B. Kontraindikationen gegenüber CT-Kontrastmittel vorliegen [4, 12]. Limitationen gegenüber der CT-Urographie sind allerdings die längere Untersuchungszeit, die geringere Auflösung und die eingeschränkte Darstellung von Verkalkungen.

3.1.3. Lokales Staging

Aufgrund des exzellenten Weichteilkontrastes hat sich die mpMRT zum Mittel der Wahl für das lokale Staging entwickelt [13]. Die Einführung der VI-RADS-Klassifikation (*Vesicle Imaging Reporting and Data System*) im Jahr 2018 hat die Bewertung und Beurteilung des lokalen Tumorwachstums standardisiert und zu einer besseren Vergleichbarkeit geführt [14]. Die Kombination verschiedener MRT-Sequenzen ermöglicht eine Aussage über anatomische Merkmale und Dignität der Läsionen innerhalb der Harnblasenwand [15]. Die mpMRI zeigt für das lokale Staging eine hohe Sensitivität von 92 % und eine Spezifität von 88 % für die Differenzierung von T1- gegenüber T2-Tumoren. Die Unterscheidung zwischen T2- und T3a-Tumoren ist jedoch nicht zuverlässig möglich [16, 17]. VI-RADS orientiert sich an bereits bestehenden Klassifikationen wie z.B. für Prostata- und Mammakarzinome (PI-RADS bzw. BI-RADS) [13]. Es kategorisiert die Karzinome anhand einer 5-Punkte-Skala, die das Risiko einer Muskelinvasion auf Basis verschiedener Kriterien und MRT-Sequenzen bewertet. Anhand der T2-gewichteten Sequenzen werden u.a. Größe, Wachstumsmuster, Morphologie und Lokalisation der Läsion bewertet. Der Tumor hebt sich dabei durch sein T2w-intermediäres Signal von der umgebenden, T2w-hypointensen Muskelschicht ab. Die Muskelinvasion wird dann insbesondere in der dynamischen, kontrastmittelgestützten Sequenz (DCE) und der diffusionsgewichteten Sequenz (DWI) bewertet. In der DCE zeigt sich dabei charakteristischerweise ein früharterielles Enhancement, in der DWI eine Diffusionsstörung mit hyperintensem Signal in den hohen b-Wert-Bildern. Ein fünf-stufiger Score wird anhand der einzelnen T2W-, DWI- und DCE-MRT-Kategorien erstellt und gibt die Wahrscheinlichkeit einer Muskelinvasion an. Ähnlich zu anderen Bewertungssystemen kann die Klassifikation und Beurteilung durch die Lage und Größe des Tumors erschwert sein. Eine gute Vorbereitung der Patienten mit einer ausreichenden Blasenfüllung ist notwendig, damit die Harnblasenwand gut beurteilt werden kann.

VI-RADS 1	Muskelinvasion sehr unwahrscheinlich	<1 %
VI-RADS 2	Muskelinvasion unwahrscheinlich	<5 %
VI-RADS 3	Muskelinvasion nicht eindeutig	≥50 %
VI-RADS 4	Muskelinvasion wahrscheinlich	>70 %
VI-RADS 5	Muskelinvasion sehr wahrscheinlich	>90 %

Tab. 3.1: Definition der fünf VI-RADS-Kategorien. Nach Wang et al. (2019) Radiology [32].

VI-RADS zeigt nach Metaanalysen eine sehr gute Vergleichbarkeit mit einem *Interreader-Agreement* von 73 bis 92 %. So ist die Klassifikation mittlerweile in vielen Kliniken zum Standard für die Beurteilung des lokalen Stagings von Harnblasenkarzinomen geworden [17, 18].

Die CT für das lokale Staging des Blasenkarzinoms eignet sich demgegenüber vor allem bei Vorliegen von T3b- oder T4-Stadien. Eine Invasion über die Serosa wird als noduläre Vorwölbung der Harnblasenwand mit streifiger Umgebungsreaktion beschrieben, obwohl entzündliche oder desmoplastische Reaktionen ähnlich aussehen können, insbesondere nach Biopsie [19]. Kalzifikationen zeigen sich in ca. 5 % der Tumorfälle. Kleine oder flache Läsionen sind schwieriger visuell darzustellen und können verpasst werden.

3.1.4. Manifestationen im oberen Harntrakt

Die CT-Urographie ist die leitliniengerechte Diagnostik zum Nachweis von Tumoren in den oberen Harnwegen, die sich insbesondere durch Kontrastmittelaussparungen in den und/oder eine Hydronephrose kennzeichnen. Sie hat die höchste Sensitivität und Spezifität in der Diagnostik für den oberen Trakt [3]. Epitheliale (flächige) Läsionen ohne raumfordernden Effekt oder Urothelverdickungen sind in der CT schwierig zu detektieren. Die Inzidenz von synchronen Urothelkarzinomen des oberen Harntraktes (UTUC) im Sinne einer Zweitmanifestation ist gering (1,8 %), steigt aber auf 7,5 % bei Tumoren, die im Trigonum lokalisiert sind. Das Vorliegen einer Stauungsniere bei Erstdiagnose ist mit einem fortgeschrittenen Krankheitsstadium und schlechtem onkologi-

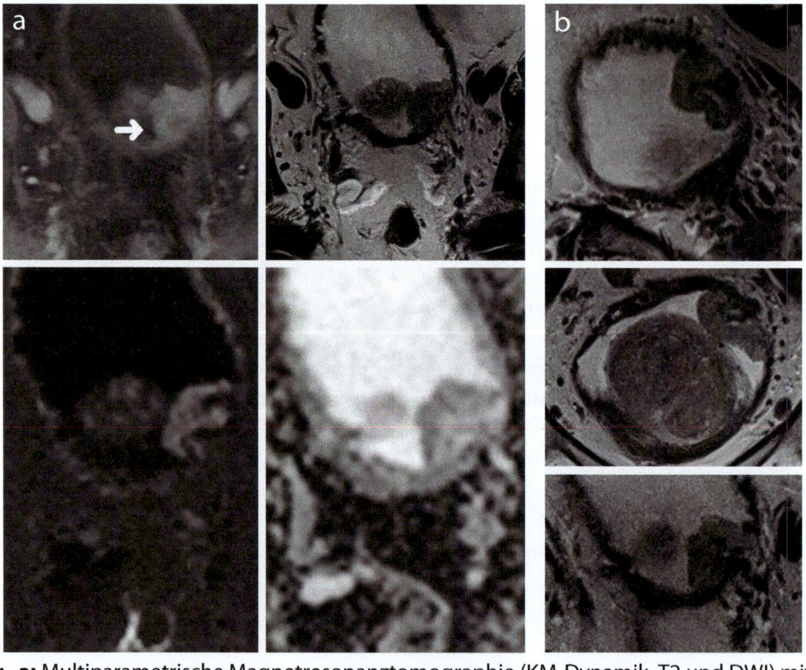

Abb. 3.2a+b: **a:** Multiparametrische Magnetresonanztomographie (KM-Dynamik, T2 und DWI) mit Darstellung des Blasenkarzinoms (Pfeil) am hinteren Blasendach. **b:** Anatomische Darstellung in 3 Raumebenen mit nachweisbarem Tumorstengel ("*Stalk*") ohne eindeutige Überschreitung der Muscularis propria.

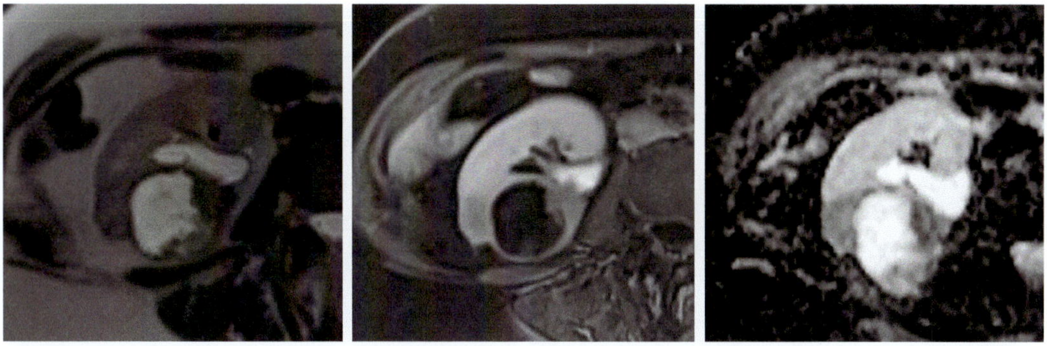

Abb. 3.3: Magnetresonanztomographie (T2, KM-Urographie und ADC) mit Manifestation eines Urothelkarzinoms im NBKS der rechten Niere mit konsekutivem Aufstau.

schen Outcome assoziiert [21]. Die MRT-Urographie ist nur bei Kontraindikationen gegen eine CT-Urographie vorgesehen. Die Sensitivität der MR-Urographie beträgt ca. 75 % für Tumore unter 2 cm [7]. Bei schwerer Niereninsuffizienz kann auch hier eine Kontraindikation für die Applikation von gadoliniumhaltigem Kontrastmittel aufgrund des erhöhten Risikos einer nephrogenen, systemischen Fibrose bestehen. Bei Urothelkarzinomen des oberen Harntraktes wird die CT-Urographie der MR-Urographie zur Diagnose und Stadieneinteilung in der Regel vorgezogen.

3.1.5. Lymphknotenmetastasen

Die Beurteilung der Lymphknoten ist abhängig von der Größe. Dennoch können sowohl kleinere Lymphknotenmetastasen entsprechen und vergrößerte Lymphknoten reaktiver Genese sein. Lymphknoten im Becken über 8 mm und paraaortale Lymphknoten über 10 mm im maximalen Kurzachsendurchmesser werden als pathologisch gewertet. Allerdings können abnorme Morphologien wie z.B. runde oder unregelmäßige Knoten ebenfalls Hinweis auf eine Lymphknotenmetastase sein. Das N-Staging ist wie folgt:

- N1: einzelner Knoten perivesikal, obturatorisch, externa, interna oder sakral
- N2: mehrere Knoten in diesen Regionen
- N3: Befall der Iliaca-communis-Lymphknoten oder inguinal

Die Genauigkeit für ein Lymphknotenstaging mittels CT liegt zusammengenommen bei einer Sensitivität von 38 % und Spezifität von 92 % [22]. CT und MRT unterscheiden sich in der Literatur bezüglich ihrer Sensitivität und Spezifität bei der Detektion von Lymphknotenmetastasen bei Standardprotokollen nicht, die MRT kann aber bei Dünnschichtprotokollen analog zur Prostatakarzinomdiagnostik eine höhere Genauigkeit erzielen [23]. Die Positronen-Emissions-Tomographie in Zusammenspiel mit der CT kann darüber hinaus von Vorteil sein [24]. Da sowohl die Obturatoria-Lymphknoten als auch die die Iliaca-interna- und -externa-Lymphknoten operativ ohnehin explo-

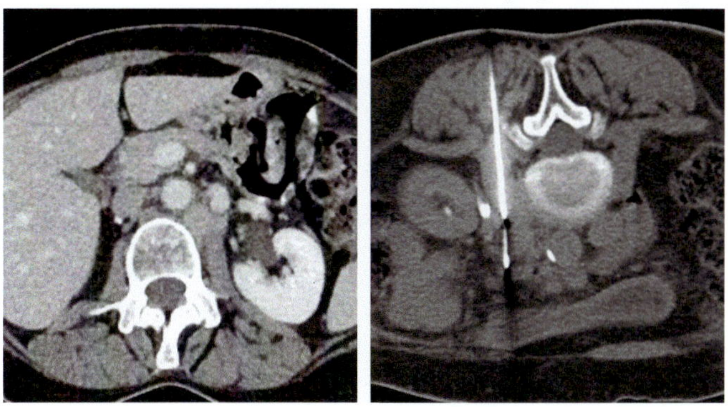

Abb. 3.4: Computertomographie (venöse/nephrographische Phase) mit Darstellung von Lymphknotenmetastasen links paraaortal. CT-gesteuerte Punktion zur Sicherung der Histologie.

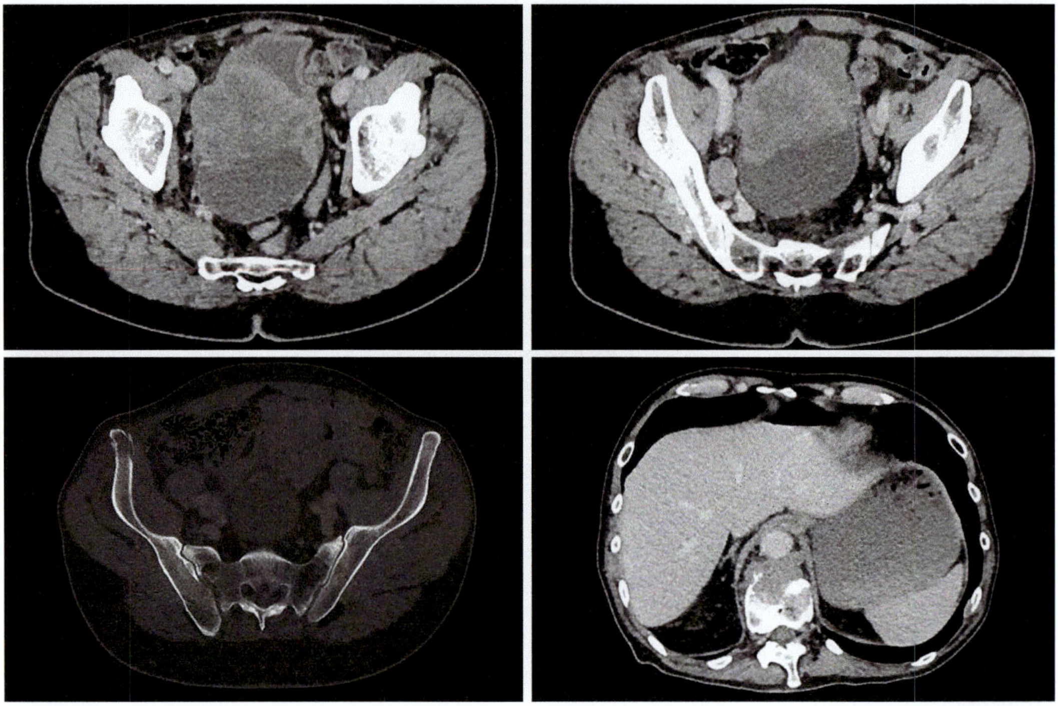

Abb. 3.5: Computertomographie (venöse/nephrographische Phase) mit Darstellung eines ausgedehnten metastasierten Blasenkarzinoms; es zeigen sich Lymphknotenmetastasen parailiakal und Knochenmetastasen im BWK 12 und im Os ilium.

riert werden, sind insbesondere suspekte Lymphknoten außerhalb dieser Regionen zu beschreiben, da dies ggf. das intraoperative Prozedere beeinflusst.

3.1.6. Fernmetastasen

Etwa 5 bis 15 % der Patienten mit muskelinvasivem Harnblasenkarzinom haben bei der Erstdiagnose bereits eine Fernmetastasierung. Die häufigsten Lokalisationen für extranodale Metastasen sind Lunge, Leber, Knochen und Hirn. Ergebnisse einer größeren Studie aus dem Jahr 2011 zeigen hierbei die höchste Frequenz für Knochenmetastasen (47 %), gefolgt von Lunge (37 %), Leber (26 %) und Peritoneum (16 %) [25]. Insbesondere atypische, histologische Subtypen zeigen hier ein erhöhtes Risiko für peritoneale Metastasen und weisen eine schlechtere Prognose auf. In den meisten Fällen besteht im metastasierten Stadium ein Befall von mehr als nur einem Organ, fast jedes Organ kann betroffen sein. Eine CT von Thorax, Abdomen und Becken mit Kontrastmittel ist nach wie vor die Methode der Wahl für das Tumorstaging. Auch die Detektion von möglichen Zweitkarzinomen ist in diesem Rahmen zu beachten. So weisen Raucher ein erhöhtes Risiko für das Vorliegen von Bronchialkarzinomen auf. Auch die Diagnose eines Prostatakarzinoms sollte im Rahmen der MRT-Diagnostik des Beckens berücksichtigt werden. Eine Abklärung von Knochen- oder Hirnmetastasen ist nur bei symptomatischem Patienten oder klinischem Verdacht indiziert. Hier sind nuklearmedizinische Verfahren (v.a. Knochenszintigramm) und die MRT zu nennen. Techniken wie zum Beispiel PET/CT, PET/MRT oder die Ganzkörper-MRT spielen heutzutage ebenfalls eine Rolle im Staging von Harnblasenkarzinomen (☞ auch Kap. 3.2. Nuklearmedizin).

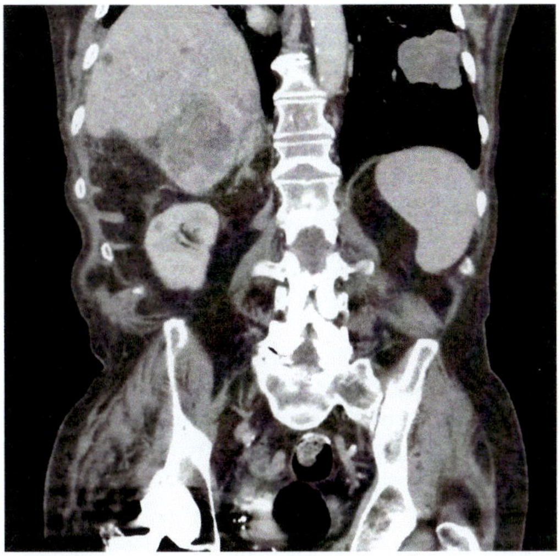

Abb. 3.6: Computertomographie (venöse/nephrographische Phase) mit Darstellung eines metastasierten Blasenkarzinoms mit hepatischer und pulmonaler Metastasierung.

3.1.7. Follow-up-Bildgebung

Die EAU empfiehlt zur Nachsorge nach operativer Therapie CT-Untersuchungen alle 6 Monate bis zum dritten Jahr. Im Anschluss ist dann ein jährliches Intervall ausreichend. Nach NCCN-Leitlinien besteht bei muskelinvasivem Blasenkrebs die Indikation zur Nachsorgeuntersuchung mittels CT-Abdomen alle 3 bis 6 Monate für zwei Jahre und dann jährlich bis zum fünften Jahr. Bei Patienten mit erhöhtem Risiko für Zweitmanifestationen oder Rezidive (u.a. Multifokalität, positive Absetzungsränder) ist eine Überwachung des oberen Harntraktes mittels CT-Urographie ebenfalls erforderlich. Bei nicht-muskelinvasivem Karzinom ohne erhöhtes Rezidivrisiko sind in der Regel weder regelmäßige CT-Untersuchungen noch routinemäßige Überwachungsuntersuchungen des oberen Trakts indiziert. Der Zeitpunkt für die Beendigung der Nachsorge ist nicht genau definiert, vielmehr wird ein risikoadaptiertes und individuelles Vorgehen empfohlen [26]. Es besteht ebenfalls ein Einfluss des histologischen Subtyps auf die Rezidivwahrscheinlichkeit, somit kann dieser auch Auswirkungen auf die Nachsorge und mögliche Folgeuntersuchungen haben [27]. Es bedarf weiterer, prospektiver Studien für die unterschiedlichen Histologien, um die Frage nach dem optimalen Nachsorgeschema zu beantworten (☞ auch Kap. 1.). Etwa 90 % der lokalen oder distanten Rezidive bei muskelinvasivem Harnblasenkarzinom treten innerhalb der ersten 36 Monate nach Erstlinientherapie auf. Nach Zystektomie zeigen sich im Falle eines Rezidivs vornehmlich Fernmetastasen und kein lokales Tumorwachstum. Aktuelle Zahlen berichten von einer Rate von lediglich 6 bis 13 % für die Entstehung von Lokalrezidiven, insbesondere bei Patienten mit initial höherem T-Stadium. Gründe hierfür sind insbesondere verbesserte lokale Kontrolle und die fortschrittlichen Operationstechniken. Zweizeitige Karzinome im oberen Harntrakt treten in bis zu 6 % der Patienten auf und stellen die häufigste Lokalisation für Spätrezidive. Risikofaktoren sind hierbei u.a. eine multifokale Erkrankung und positive Ureterränder nach Zystektomie. In mehr als 50 % der Rezidive fallen die Patienten bereits durch Symptome auf, 7 % werden auf Basis zytologischer Untersuchungen des Urins und 30 % durch bildgebende Verfahren diagnostiziert. Die Rate an Fernrezidiven bei muskelinvasivem Karzinom der Harnblase ist mit 50 % recht hoch, auch hier sind ein initiales T3- oder T4-Stadium oder positive N-Stadien als Risikofaktoren zu nennen. Die häufigsten Lokalisationen für extrapelvine Rezidive sind Lymphknoten, Lunge, Leber und Knochen [25].

Für die Bewertung des Therapieansprechens bei neoadjuvanter Therapie oder primärer Chemotherapie werden sowohl CT, als auch MRT verwendet. Für die lokale Diagnostik dient jedoch vornehmlich die MRT. T2-gewichtete Sequenzen sind posttherapeutisch nur eingeschränkt beurteilbar, da eine Unterscheidung zwischen Tumor, Fibrose und Entzündung anhand des Signalverhaltens bildmorphologisch kaum möglich ist. Die Sensitivität liegt hier bei 43 %, die Spezifität bei 45 %. Wichtiger ist die diffusionsgewichtete Bildgebung, die eine größere Spezifität (92 %) und Genauigkeit (80 %) bei der Beurteilung des Therapieansprechens besitzt [28, 29]. Als quantitativer Marker für die Bewertung des Therapieansprechens können Veränderungen der ADC-Werte nach neoadjuvanter Chemotherapie oder Radiatio herangezogen werden.

3.1.8. Immuntherapie

Mit der Etablierung von Immuntherapien zur Behandlung von Harnblasenkarzinomen insbesondere in der Zweitlinientherapie kann es potentiell auch zu einer sogenannten "Pseudoprogression" kommen, die den Tumor trotz eines Therapieansprechens radiologisch größer erscheinen lässt. Eine Pseudoprogression spielt aber beim Harnblasenkarzinom, im Vergleich zu anderen Tumorentitäten, nach aktuellem EAU-Statement eine untergeordnete Rolle [30]. Dennoch sollte in der Verlaufskontrolle von Karzinomen stets eine dreidimensionale Größenbetrachtung herangezogen werden und unter Immuntherapie ggf. eine Verlaufsbeurteilung mittels iRECIST diskutiert werden [29, 31]. Darüber hinaus müssen auch zusätzliche mögliche therapieassoziierte Veränderungen wie u.a. das Auftreten einer Pneumonitis in der Verlaufsdiagnostik bekannt sein und entsprechend eingeordnet werden.

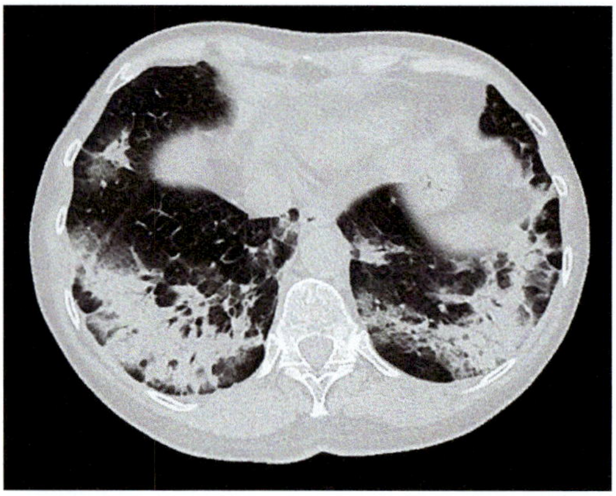

Abb. 3.7: Computertomographie mit Nachweis einer Pneumonitis bei Harnblasenkarzinom unter Immuntherapie.

Literatur

1. Barocas DA, Boorjian SA, Alvarez RD et al. (2020) Microhematuria: AUA/SUFU Guideline. J Urol 204(4): 778-86.

2. Flaig TW, Spiess PE, Agarwal N et al. (2020) Bladder Cancer, Version 3.2020, NCCN Clinical Practice Guidelines in Oncology. J Natl ComprCancNetw 18(3):329-54.

3. EAU Guidelines. Edn. presented at the EAU Annual Congress Amsterdam 2022. ISBN 978-94-92671-16-5.

4. Leitlinienprogramm Onkologie (Deutsche Krebsgesellschaft, Deutsche Krebshilfe, AWMF): S3-Leitlinie Früherkennung, Diagnose, Therapie und Nachsorge des Harnblasenkarzinoms, Langversion 2.0, 2020, AWMF-Registrierungsnummer 032/038OL

5. Browne RFJ, Meehan CP, Colville J, Power R, Torreggiani WC (2005) Transitional cell carcinoma of the upper urinary tract: spectrum of imaging findings. Radiographics 25(6):1609-27.

6. Omae K, Kurita N, Takeshima T et al. (2021) Significance of overactive bladder as a predictor of falls in community dwelling older adults: 1-year followup of the Sukagawa study. J Urol 205(1):219-25.

7. Cowan NC, Turney BW, Taylor NJ, McCarthy CL, Crew JP (2007) Multidetector computed tomography urography for diagnosing upper urinary tract urothelial tumour. BJU Int 99(6):1363-70.

8. Metser U, Goldstein MA, Chawla TP, Fleshner NE, Jacks LM, O'Malley ME (2012) Detection of urothelial tumors: comparison of urothelial phase with excretory phase CT urography—a prospective study. Radiology 264(1):110-8.

9. Froemming A, Potretzke T, Takahashi N, Kim B (2018) Upper tract urothelial cancer. Eur J Radiol 98: 50-60.

10. Dillman JR, Caoili EM, Cohan RH et al. (2007) Comparison of urinary tract distension and opacification using single-bolus 3-Phase vs split-bolus 2-phase multidetector row CT urography. J Comput Assist Tomogr 31(5):750-7.

11. Galgano SJ, Porter KK, Burgan C, Rais-Bahrami S (2020) The Role of Imaging in Bladder Cancer Diagnosis and Staging. Diagnostics (Basel) 10(9).

12. Sudah M, Masarwah A, Kainulainen S et al. (2016) Comprehensive MR urography protocol: Equally good diagnostic performance and enhanced visibility of the upper urinary tract compared to triple-phase CT urography. PLoS One 11(7): e0158673.

13. Juri H, Narumi Y, Panebianco V, Osuga K (2020) Staging of bladder cancer with multiparametric MRI. Br J Radiol 93(1112):20200116.

14. Panebianco V, Narumi Y, Altun E et al. Multiparametric Magnetic Resonance Imaging for Bladder Cancer: Development of VI-RADS.

15. Pecoraro M, Takeuchi M, Vargas HA et al. (2020) Overview of VI-RADS in Bladder Cancer. AJR Am J Roentgenol 214(6):1259-68.

16. Gandhi N, Krishna S, Booth CM et al. (2018) Diagnostic accuracy of magnetic resonance imaging for tumour staging of bladder cancer: systematic review and meta-analysis. BJU Int 122(5):744-53.

17. Cornelissen SWE, Veenboer PW, Wessels FJ, Meijer RP (2020) Diagnostic accuracy of multiparametric MRI for local staging of bladder cancer: A systematic review and meta-analysis. Urology 145:22-9.

18. Woo S, Panebianco V, Narumi Y et al. (2020) Diagnostic performance of vesical imaging reporting and data system for the prediction of muscle-invasive blad-

der cancer: A systematic review and meta-analysis. EurUrolOncol 3(3):306-15.

19. Watanabe M, Taguchi S, Machida H et al. (2022) Clinical validity of non-contrast-enhanced VI-RADS: prospective study using 3-T MRI with high-gradient magnetic field. EurRadiol 32(11):7513-21.

20. Vikram R, Sandler CM, Ng CS (2009) Imaging and staging of transitional cell carcinoma: part 1, lower urinary tract. AJR Am J Roentgenol 192(6):1481-7.

21. Babjuk M, Burger M, Capoun O et al. (2022) European Association of Urology Guidelines on Non-muscle-invasive Bladder Cancer (Ta, T1, and Carcinoma in Situ). EurUrol 81(1):75-94.

22. Kim JK, Park S-Y, Ahn HJ, Kim CS, Cho K-S (2004) Bladder cancer: analysis of multi-detector row helical CT enhancement pattern and accuracy in tumor detection and perivesical staging. Radiology 231(3):725-31.

23. Valentin B, Arsov C, Ullrich T et al. (2022) Comparison of 3 T mpMRI and pelvic CT examinations for detection of lymph node metastases in patients with prostate cancer. Eur J Radiol 147:110110.

24. Girard A, Vila Reyes H, Shaish H et al. (2020) The role of 18F-FDG PET/CT in guiding precision medicine for invasive bladder carcinoma. Front Oncol 10:565086.

25. Shinagare AB, Ramaiya NH, Jagannathan JP, Fennessy FM, Taplin M-E, Van den Abbeele, Annick D (2011) Metastatic pattern of bladder cancer: correlation with the characteristics of the primary tumor. AJR Am J Roentgenol 196(1):117-22.

26. Stewart-Merrill SB, Boorjian SA, Thompson RH et al. (2015) Evaluation of current surveillance guidelines following radical cystectomy and proposal of a novel risk-based approach. Urol Oncol 33(8): 339.e1-8.

27. Martini A, Afferi L, Zamboni S et al. (2021) Oncologic surveillance for Variant Histology Bladder Cancer after Radical Cystectomy. J Urol 206(4):885-93.

28. Yoshida S, Koga F, Kawakami S et al. (2010) Initial experience of diffusion-weighted magnetic resonance imaging to assess therapeutic response to induction chemoradiotherapy against muscle-invasive bladder cancer. Urology 75(2):387-91.

29. Hadjiiski L, Weizer AZ, Alva A et al. (2015) Treatment response assessment for bladder cancer on CT based on computerized volume analysis, World Health Organization criteria, and RECIST. AJR Am J Roentgenol 205(2):348-52.

30. Horwich A, Babjuk M, Bellmunt J et al. (2019) EAU-ESMO consensus statements on the management of advanced and variant bladder cancer-an international collaborative multi-stakeholder effort: under the auspices of the EAU and ESMO Guidelines Committees†. Ann Oncol 30(11):1697-727.

31. Seymour L, Bogaerts J, Perrone A et al. (2017) iRECIST: guidelines for response criteria for use in trials testing immunotherapeutics. Lancet Oncol 18(3): e143-e152.

32. Wang H, Luo C, Zhang F et al. (2019) Multiparametric MRI for bladder cancer: Validation of VI-RADS for the detection of detrusor muscle invasion. Radiology 291:668-674

3.2. Nuklearmedizin

Durch den Einsatz vom PET/CT hat die nuklearmedizinische Hybridbildgebung die diagnostischen Algorithmen und das Therapiemanagement zahlreicher Tumorentitäten grundlegend verändert. Inzwischen stehen unterschiedliche PET-Tracer für die Routineuntersuchungen zur Verfügung. Dabei genießt das Radiopharmakon ^{18}F-FDG eine besondere Rolle, weil es bei >90 % der Neoplasien eine zielführende Diagnostik auf Stoffwechselebene erlaubt [1].

Das Harnblasenkarzinom und weitere Neoplasien der Harnblase stellen jedoch die molekulare Diagnostik vor Herausforderungen. So werden weder das PET/CT noch die konventionellen nuklearmedizinischen Verfahren, wie die Skelettszintigraphie, bei den nicht-muskelinvasiven Blasentumoren (NMIBC) aufgrund eines lokal begrenzten Tumorwachstums mit extrem geringer Metastasierungswahrscheinlichkeit bislang eingesetzt [2, 3]. Das PET/CT und die Skelettszintigraphie können zwar beim muskelinvasiven Blasenkrebs (MIBC, ≥pT2) verwendet werden, bedürfen jedoch, angesichts der hohen Kosten und logistischen Schwierigkeiten sowie fehlender versicherungstechnischer Abdeckung, sehr genaue Nutzen-Kosten-Abwägung im klinischen Alltag.

Beim MIBC hat ein genaues primäres Staging eine sehr wichtige prognostische und therapeutische Bedeutung. Das MIBC stellt jedoch die Bildgebung, insbesondere in seinem oligometastasierten bzw. lymphogen lokoregionär metastasierten Stadium, vor einer großen Herausforderung. Die derzeitige bildgebende Methode der Wahl ist die kontrastmittelverstärkte Computertomographie. Die Aussagekraft dieses Verfahrens in Bezug auf die Detektion von lokoregionären Lymphknotenmetastasen ist jedoch aufgrund einer Sensitivität von <60 % und einer hohen Rate an falsch positiven Befunden (30 %) sehr begrenzt [4].

Im Folgenden wollen wir den Stellenwert einiger, in der breiten Diagnostik sonst gängiger, nuklearmedizinischer Verfahren diskutieren.

3.2.1. Sentinel-Szintigraphie

Bei der Sentinel- bzw. Wächterlymphknotendiagnostik wird präoperativ durch die Anwendung von ^{99m}Tc markierten Nanokolloiden (^{99m}Tc-Albumin oder -Schwefelkolloid) mittels Injektion des Tracers in die Blasenwand die Darstellung des Lymphabflusses und damit der Sentinel-Lymphknoten (SLN)-Lokalisation angestrebt. Allerdings hat sich dieses Verfahren im Gegensatz zu erfolgreichen Ergebnissen bei anderen Tumorentitäten, wie Mamma- oder Peniskarzinom, aufgrund der topographisch sehr nahen Injektionsstelle am Lymphabflussgebiet und somit sehr häufigen sog. Überlagerungsartefakten (shine-through artifacts) auf "*hot spots*" beim Harnblasenkarzinom nicht durchsetzen können [5]. Beispielweise zeigte die Pilotstudie von Liedberg et al. eine Verbesserung der Erfassung der lokoregionären Lymphknotenmetastasierung um 25 % bei zugleich einer falsch positiven SLN-Detektionsrate von bis 19 % [6], sodass sich die Lymphszintigraphie auch angesichts der nicht einfachen Handhabung, den logistischen Problemen und der unterschiedlichsten Varianten von Lymphabflusswegen der Harnblase nicht als flächendeckend und effektiv einsetzbar erweist [5].

3.2.2. Skelettszintigraphie

Da eine ossäre Metastase bei Erstdiagnose eines Blasenkrebses das Therapiemanagement aufgrund der erheblich eingeschränkten Prognose ändern würde, untersuchten mehrere Studien den Stellenwert einer routinemäßig eingesetzten Skelettszintigraphie zur Erfassung ossärer Metastasierung. Die Studien zeigen eher einen sehr begrenzten Zusatznutzen der Skelettszintigraphie in der Detektion von Knochenmetastasen. Furrer et al. untersuchten die diagnostische Aussagekraft und den Zusatznutzen der Skelettszintigraphie im Vergleich zu anderen konventionellen, morphologischen bildgebenden Verfahren wie CT und MRT in einer monozentrischen, retrospektiven Studie mit 1148 Patienten und stellten eine Sensitivität der Skelettszintigraphie von 27 % und eine Spezifität von 96 % fest, wobei nur 1,7 % der Patienten eine Änderung der Behandlungsplanung bedurften [7]. Darüber hinaus führt die Skelettszintigraphie aufgrund der sehr geringen Sensitivität beim Harnblasenkarzinom bzw. hohen falsch positiven Raten zu weiteren, mitunter sehr teuren, zeitintensiven Nachuntersuchungen, was zum einen kritischen Zeitverlust für die Initiierung der Krebstherapie, zum anderen einen nicht zu unterschätzenden Kostenpunkt für das Gesundheitswesen zur Folge hat [8]. Daher mag der Einsatz der Skelettszintigraphie nur in Einzelfällen zum Ausschluss osteoplastischer Knochenmetastasen des *high-risk*-MIBC gerechtfertigt sein.

3.2.3. Positronen-Emissions-Tomographie (PET/CT)

Die PET/CT gilt als das beste und effektivste Bildgebungsverfahren in der Onkologie. Vor allem durch den Einsatz des derzeit am meist verbreiteten onkologischen Tracers, nämlich des radioaktiv markierten Glukoseanalogons ^{18}F-Fluordesoxyglucose (FDG), wird bei vielen verschiedenen Tumorentitäten sowohl im Primär- als auch im Re-Staging eine sehr hohe diagnostische Aussagekraft durch den sogenannten Warburg-Effekt erreicht. Hierbei kommt es durch eine Überexpression spezifischer Glukosetransporter, beispielsweise Glukosetransporter [GLUT1] und [GLUT3], zu einer vermehrten FDG-Akkumulation in Tumorzellen. Dies wird auch im Falle von Harnblasenkrebs zur Darstellung von Tumorherden zunutze gemacht [9].

Aufgrund der renalen Ausscheidung und damit der Tracerakkumulation in der Harnblase ist der diagnostische Wert der FDG-PET/CT-Diagnostik im lokalen Staging des Harnblasenkarzinoms trotz verschiedener Maßnahmen wie der prädiagnostischen Gabe von Diuretika oder dem Legen von Harnkathetern nicht zufriedenstellend. Noch unbefriedigender sind die Ergebnisse der FDG-PET/CT-Diagnostik bei der Detektion von lokoregionären Lymphknotenmetastasen, so dass sich der Einsatz dieses Verfahrens trotz leichter Überlegenheit gegenüber der konventionellen CT-Diagnostik angesichts der höheren Kosten und logistischen Probleme beim primären Staging nicht lohnt [10-14] (☞ Tab. 3.2). Die FDG-PET/CT-Diagnostik konnte sich im klinischen Alltag lediglich bei der Detektion von Fernmetastasen im Rahmen des Re-Stagings bewähren [10].

Um ein verbessertes lokoregionäres Staging von Harnblasenkarzinom mittels PET/CT zu ermögli-

	Sensitivität (%)		Spezifität (%)		Accuracy (%)	
	FDG-PET/CT	CT	FDG-PET/CT	CT	FDG-PET/CT	CT
Soubre et al. (Metaanalyse)	56,5	35	9,4	95	N/A	N/A
Crozier et al. (Metaanalyse)	56	40	92	92	N/A	N/A
Girard et al. (Metaanalyse)	52,4	37,5	92,2	91,2	81,4	76,1
Kim (Metaanalyse)	51,3	38,8	90,8	91,6	79,2	76,5
	Cholin- und Acetat-PET/CT					
Kim et al. (Metaanalyse)	66	N/A	89	N/A	N/A	N/A

Tab. 3.2: Übersicht der Metaanalysen bezüglich der diagnostischen Aussagekraft der FDG-PET/CT in der Detektion von lokoregionärer Lymphknotenmetastasierung beim Blasenkrebs.

chen, sind bisher mehrere weitere PET-Radiopharmazeutika mit unterschiedlichen Ansätzen entwickelt worden. Die mit ^{11}C (Halbwertszeit 20 Minuten) markierten Cholin- und Acetat-PET-Radiopharmaka versprachen zunächst aufgrund minimaler renaler Ausscheidung und günstiger Traceraufnahme in Blasenkrebszellen bessere Ergebnisse bei Detektion der lokoregionären Lymphknotenmetastasen als das FDG (☞ Abb. 3.8) [14]. Dabei korreliert die Aufnahme und Integration von Cholin und Acetat in Lipidmembranen von Krebszellen mit einer erhöhten Lipidsynthese während der Tumorentstehung und -progression [10, 12, 15]. Die Metaanalyse der Arbeitsgruppe von Kim et. al zeigte jedoch eine geringe Sensitivität und eine moderate Spezifität für Cholin- und Acetat-PET-Diagnostik bei der Detektion von Lymphknotenmetastasen beim Harnblasenkarzinom mit jeweils 66 % und 89 %. In der Metaanalyse betonten die Autoren auch die relativ große Schwankungsbreite der Ergebnisse zur diagnostischen Aussagekraft von Cholin- und Acetat-PET je nach Studiendesign, wobei prospektive Studien mit 77 % eine etwas bessere Sensitivität bei gleichzeitiger Verschlechterung der Spezifität auf 74 % aufwiesen als retrospektive Studien (☞ Abb. 3.9) [16, 17]. Auch angesichts der sehr kurzen Halbwertszeit von ^{11}C erweisen sich die PET-Tracer des Fettstoffwechsels im klinischen Alltag für das Staging von Blasenkrebs ungeeignet.

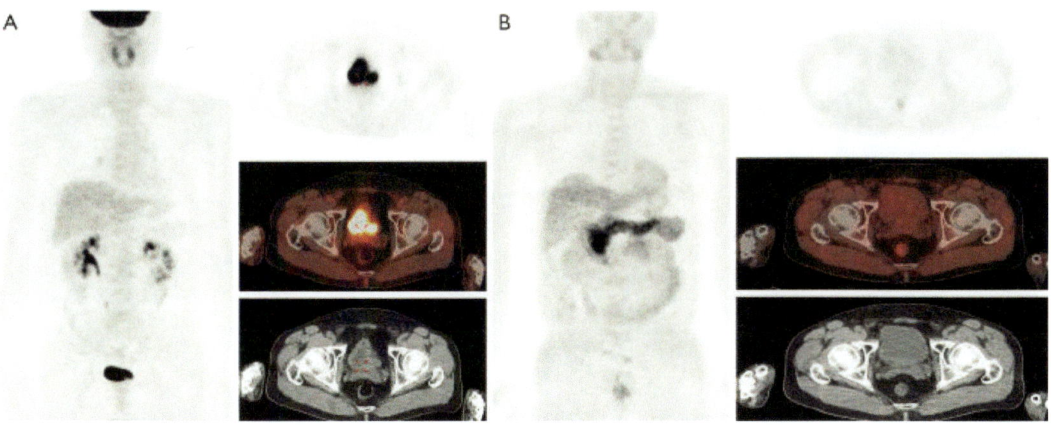

Abb. 3.8: Physiologische Speicherung und Verteilung von ^{18}F-FDG (**A**) und ^{11}C-Acetat (B). (A) FDG-Akkumulation in den Harnwegen und der Harnblase aufgrund renaler Ausscheidung (**B**) Akzentuierter Tracer-Uptake in Pankreas und Leber mit einer kaum vorhandenen physiologischen Retention des Tracers in den Harnwegen und Harnblase [14].

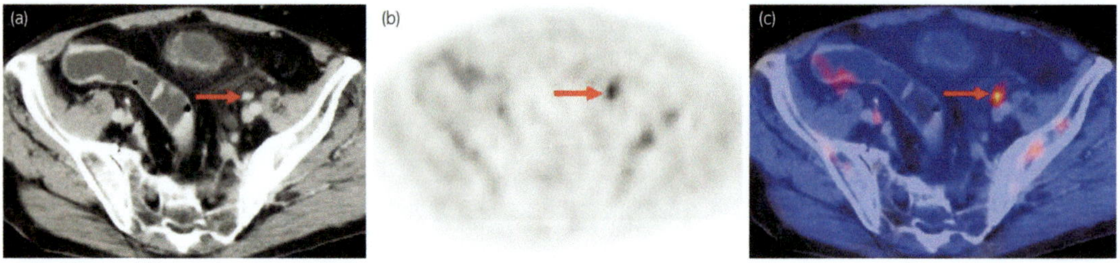

Abb. 3.9: Cholin-PET/CT bei einem 63-jährigen Patienten mit einer metachronen Lymphknotenmetastase parailiakal links. (**a**) CT (axialer KAD: 5 mm), (**b, c**) fokale Cholin-Aufnahme [17].

Das Wachstum und die Metastasierung maligner Tumoren beruhen nicht nur auf den Eigenschaften von Tumorzellen selbst, sondern auch auf den Eigenschaften vom sog. Tumorstroma, welches insbesondere in epithelialen Tumoren überwiegend aus Tumor-assoziierten Fibroblasten (CAFs) besteht. Diese speziellen Fibroblasten exprimieren überwiegend das *Fibroblast Activation Protein-α* (FAP), welches mit einer schlechten Prognose der Tumoren einhergeht. Im Gegensatz zum unzureichenden diagnostischen Wert der o.g. PET-Radiopharmaka bieten die neu entwickelten, ^{68}Ga-markierten, Peptid-basierten PET-Tracer mit *Fibroblast Activation Protein Inhibitor* (FAPI) bzw. Liganden in zahlreichen epithelialen Tumoren, einschließlich des Harnblasenkarzinoms, vielversprechende Ergebnisse. Eine retrospektive Pilotstudie der Forschergruppe von Novruzov et al. befasste sich mit dem intraindividuellen Vergleich von ^{68}Ga-FAPI-PET/CT- und ^{18}F-FDG-PET/CT-Untersuchungen und zeigte eine bis zu 30%ige Verbesserung der Detektion von lokoregionären Lymphknotenmetastasen bei Blasenkrebspatienten durch FAPI-PET (☞ Abb. 3.10) [18].

Zusammenfassend unterstreichen die aktuellen Daten die Rolle der PET/CT sowohl beim primären Staging als auch beim Re-Staging von Harnblasenkarzinom, obwohl die diagnostische Überlegenheit der FDG-PET/CT gegenüber der konventionellen Bildgebung, insbesondere beim Nachweis lokoregionären Lymphknotenmetastasen, noch nicht ausreicht, um die zusätzlichen Kosten und logistischen Schwierigkeiten zu rechtfertigen. Unter den verschiedenen Nicht-FDG-Tracern bieten die neu entwickelten, peptidbasierten FAPI-Tracer derzeit sehr vielversprechende Ergebnisse, müssen aber in größeren, prospektiven klinischen Studien weiter untersucht werden.

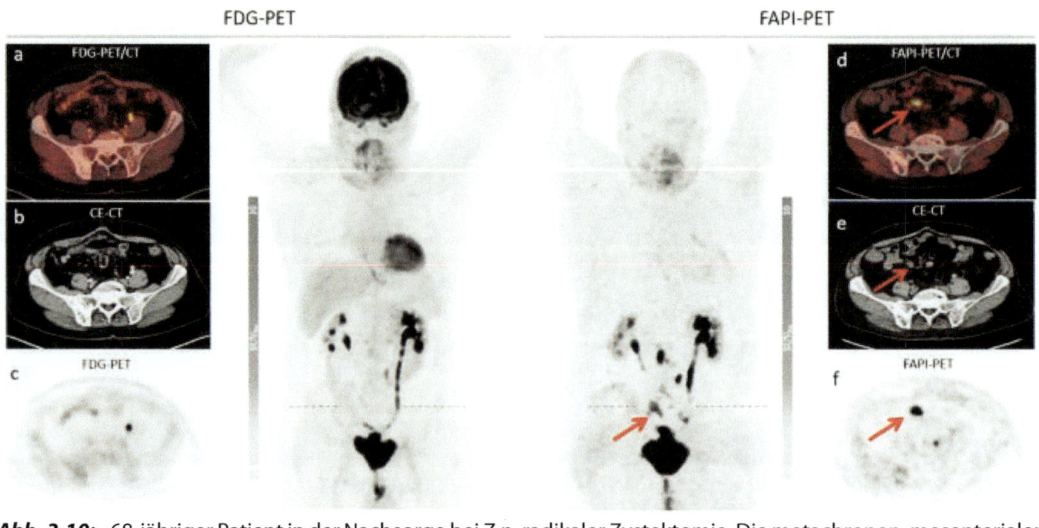

Abb. 3.10: 68-jähriger Patient in der Nachsorge bei Z.n. radikaler Zystektomie. Die metachronen, mesenterialen Lymphknotenmetastasen sind nur in der FAPI-PET/CT detektierbar [18].

Literatur

1. Caroli P, Nanni C, Rubello D, Alavi A, Fanti S. Non-FDG PET in the practice of oncology. Indian J Cancer 2010;47(2):120-5.

2. Rauscher I, Eiber M, Weber WA, Gschwend JE, Horn T, Maurer T. Positron-emission tomography imaging in urological oncology: Current aspects and developments. Int J Urol 2018;25(11):912-921.

3. Leitlinienprogramm Onkologie (Deutsche Krebsgesellschaft, Deutsche Krebshilfe, AWMF): S3-Leitlinie Früherkennung, Diagnose, Therapie und Nachsorge des Harn-blasenkarzinoms, Langversion 2.0, 2020, AWMF-Registrierungsnummer. 032/038OL,https://www.leitlinienprogrammonkologie.de/leitlinien/harnblasen karzinom/ (abgerufen am: 10.08.2022).

4. Galgano SJ, Porter KK, Burgan C, Rais-Bahrami S. The role of imaging in bladder cancer diagnosis and staging. Diagnostics (Basel). 2020;10(9):703.

5. Sinha A, West A, Hayes J, Teoh J, Decaestecker K, Vasdev N. Methods of sentinel lymph node detection and management in urinary bladder cancer - A Narrative review. Curr Oncol 2022;29(3):1335-1348.

6. Liedberg F, Chebil G, Davidsson T, Gudjonsson S, Månsson W. Intraoperative sentinel node detection improves nodal staging in invasive bladder cancer. J Urol 2006;175(1):84-8; discussion 88-9.

7. Furrer MA, Grueter T, Bosshard P, Vartolomei MD, Kiss B, Thalmann GN, Roth B. Routine preoperative bone scintigraphy has limited impact on the management of patients with invasive bladder cancer. Eur Urol Focus 2021;7(5):1052-1060.

8. Maganty A, Turner RM 2nd, Yabes JG, Davies BJ, Heron DE, Jacobs BL. Downstream studies following the use of bone scan in the staging of muscle-invasive bladder cancer. Urology 2019;129:74-78.

9. Massari F, Ciccarese C, Santoni M, Iacovelli R, Mazzucchelli R, Piva F, Scarpelli M, Berardi R, Tortora G, Lopez-Beltran A, Cheng L, Montironi R. Metabolic phenotype of bladder cancer. Cancer Treat Rev 2016;45:46-57.

10. Bouchelouche K. PET/CT in Bladder cancer: An update. Semin Nucl Med 2022;52(4):475-485.

11. Soubra A, Hayward D, Dahm P, Goldfarb R, Froehlich J, Jha G, Konety BR. The diagnostic accuracy of 18F-fluorodeoxyglucose positron emission tomography and computed tomography in staging bladder cancer: a single-institution study and a systematic review with meta-analysis. World J Urol 2016;34(9):1229-37.

12. Crozier J, Papa N, Perera M, Ngo B, Bolton D, Sengupta S, Lawrentschuk N. Comparative sensitivity and specificity of imaging modalities in staging bladder cancer prior to radical cystectomy: a systematic review and meta-analysis. World J Urol 2019;37(4):667-690.

13. Girard A, Vila Reyes H, Shaish H, Grellier JF, Dercle L, Salaün PY, Delcroix O, Rouanne M. The role of 18F-FDG PET/CT in guiding precision medicine for invasive bladder carcinoma. Front Oncol 2020;10:565086.

14. Kim SK. Role of PET/CT in muscle-invasive bladder cancer. Transl Androl Urol 2020;9(6):2908-2919.

15. Yoshimoto M, Waki A, Yonekura Y, Sadato N, Murata T, Omata N, Takahashi N, Welch MJ, Fujibayashi Y. Characterization of acetate metabolism in tumor cells in relation to cell proliferation: acetate metabolism in tumor cells. Nucl Med Biol 2001;28(2):117-22.

16. Kim SJ, Koo PJ, Pak K, Kim IJ, Kim K. Diagnostic accuracy of C-11 choline and C-11 acetate for lymph node staging in patients with bladder cancer: a systematic review and meta-analysis. World J Urol 2018;36(3):331-340.

17. Rauscher I, Eiber M, Weber WA, Gschwend JE, Horn T, Maurer T. Positron-emission tomography imaging in urological oncology: Current aspects and developments. Int J Urol 2018;25(11):912-921.

18. Novruzov E, Dendl K, Ndlovu H, Choyke PL, Dabir M, Beu M, Novruzov F, Mehdi E, Guliyev F, Koerber SA, Lawal I, Niegisch G, Debus J, Haberkorn U, Sathekge M, Giesel FL. Head-to-head intra-individual comparison of [68Ga]-FAPI and [18F]-FDG PET/CT in patients with bladder cancer. Mol Imaging Biol 2022;24(4):651-658.

Aktuelle Therapiekonzepte

4. Aktuelle Therapiekonzepte

4.1. Systemtherapie

Die Systemtherapie des metastasierten oder inoperabelen Urothelkarzinoms hat sich in jüngster Vergangenheit grundlegend verändert. Bis vor wenigen Jahren wurden noch ausschließlich Chemotherapien eingesetzt, die sich im Verlauf der Erkrankung in mehr oder weniger klare Therapiesequenzen einteilen ließen (Erstlinie, Zweitlinie, Drittlinie). Heute stehen neben der Chemotherapie unterschiedliche Immuncheckpoint-Inhibitoren (PD-1- bzw. PD-L1-Inhibitoren), Chemoimmunkonjugate und bereits im Rahmen klinischer Studien auch zielgerichtete Tumortherapien zur Verfügung. Diese können abhängig von individuellen Patientenfaktoren in unterschiedlichen Sequenzen eingesetzt werden. Ebenso führen auch grundlegende Veränderungen in der perioperativen Systemtherapie muskelinvasiver Urothelkarzinome dazu, dass vormals therapienaive Erstlinienpatienten nunmehr unterschiedlich vorbehandelt sein können.

Im folgenden wird ein Überblick über die aktuell zur Verfügung stehenden Therapieansätze für die palliative Behandlung des metastasierten und/oder lokal fortgeschrittenen inoperablen Urothelkarziniom gegeben. Wie einzelne Behandlungssequenzen unter Berücksichtigung patientenindividueller Faktoren wie Begleiterkrankungen und möglicher Vortherapien aussehen könnten, wird zusätzlich in praxisnahen Therapiealgorithmen dargestellt.

4.1.1. Erstlinientherapie

4.1.1.1. Therapiewahl in der Erstlinientherapie

Bei Patienten mit einem lokal fortgeschrittenen und/oder nicht operablen Urothelkarzinom (mUC) stehen für die Erstlinientherapie unterschiedliche Ansätze zur Verfügung. Hierzu gehören

- Platin-basierte Kombinationstherapien mit anschließender Immunerhaltungstherapie
- Primäre Immuntherapien
- Mono-Chemotherapien
- *Best-Supportive-Care*-Strategien mit Verzicht auf eine tumorspezifische Therapie

Im Sinne eines "*shared decision makings*" steht der Patient im Mittelpunkt aller Therapieentscheidungen. Eine optimale Beratung zur Wahl der Therapie sollte dabei mehrere Parameter zur Entscheidungsfindung kritisch betrachten.

Klinische Prognosekriterien

Wichtige prognostische Kriterien beim fortgeschrittenen Urothelkarzinom sind bei **unbehandelten Patienten** der klinische Allgemeinzustand sowie das Metastasierungsmuster. Bereits vor mehr als 20 Jahren konnte in einer retrospektiven Untersuchung gezeigt werden, dass ein eingeschränkter Allgemeinzustand mit einem Karnofsky-Performance-Status (KPS) ≤80 % sowie das Vorhandensein viszeraler Metastasen (pulmonal, hepatisch, ossär) prognostisch ungünstige Faktoren in Bezug auf das Gesamtüberleben sind [1]. Diese Prädiktoren konnten auch in prospektiven Untersuchungen bestätigt werden. Das mediane Gesamtüberleben ohne Risikofaktoren lag in diesen Studien bei 12-33 Monate, während mit Risikofaktoren nur 5,5-10,6 Monaten erreicht wurden [2, 3].

Zusammenfassend lässt sich feststellen, dass insbesondere beim Vorliegen mehrerer Risikofaktoren immer die individuellen Erwartungen, als auch die tatsächliche Effektivität sowie die Auswirkungen auf die Lebensqualität des Patienten durch eine Therapie besprochen und kritisch diskutiert werden sollten.

Fähigkeit zur Platin-basierten Chemotherapie

Die Erfassung und Bewertung von Begleiterkrankungen ist eine wichtige Voraussetzung für die Wahl der möglichen Therapieoptionen, insbesondere hinsichtlich des Einsatzes von Platin-basierten Kombinationstherapien in der Erstlinientherapie. Bislang wurde in der Erstlinientherapie zwischen solchen Patienten, die für eine Cisplatin-basierte Therapie in Frage kommen, und solche, bei denen dies nicht möglich ist, unterschieden. Aufgrund des erweiterten Therapiespektrums, insbesondere der Möglichkeit einer Immunerhaltungstherapie (s.u.) in der Erstlinientherpie ist diese Unterteilung jedoch nicht mehr ausreichend. Unterschieden werden sollte nun zwischen Platin-

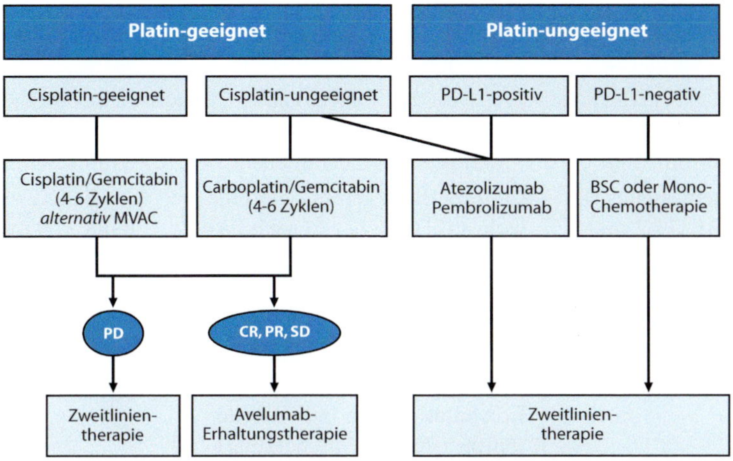

Abb. 4.1: Therapiewahl in der Erstlinientherapie des metastasierten Urothelkarzinoms [4].

geeigneten und Platin-ungeeigneten Patienten. Die erste Gruppe kann dann nochmals in Cisplatin-geeignete und Carboplatin-geeignete Patienten, die zweite Gruppe in PD-L1-positive und PD-L1-negative Patienten unterteilt werden (☞ Abb. 4.1). An dieser Unterteilung orientiert sich die Therapiewahl.

▶ Einsatz von Cisplatin

Zum aktuellen Zeitpunkt ist Cisplatin eine sehr wichtige Komponente für die Erstlinientherapie des UCs. Die Prognose der Patienten wurde durch die Einführung dieser Substanz in den Behandlungsstandard maßgelblich verbessert [5]. Ein Austausch durch vermeintlich besser verträgliche andere Platinderivate geht mit einer eingeschränkten Wirksamkeit einher [6]. Entsprechend sollte auf Cisplatin in der Erstlinientherapie wenn möglich nicht verzichtet werden.

Im Rahmen eines internationalen Expertenkonsens wurden dabei die in Tab. 4.1 aufgeführten Kriterien definiert, die gegen eine Eignung eines Patienten für eine Cisplatin-basierte Therapie sprechen (S3-LL, evidenzbasierte Empfehlung 9.18) [7].

Vorliegen von zumindest einem Kriterium:
• WHO- oder ECOG-Performance-Status (PS) von 2, oder Karnofsky-Performance-Status ≤70%
• Kreatinin-Clearance (gerechnet oder gemessen) ≤60 ml/min
• Grad 2 oder höherer Hörverlust in der Audiometrie nach CTCAE-Version 4
• Periphere Neuropathie Grad 2 oder höher nach CTCAE-Version 4
• Herzinsuffizienz NYHA-Klasse ≥III

Tab. 4.1: Kriterien für Patienten mit fortgeschrittenem Urothelkarzinom, die für eine Cisplatin-basierte Chemotherapie nicht geeignet sind (MSKCC-Kriterien, adaptiert nach [7, 8]). WHO = *World Health Organization*; ECOG = *Eastern Cooperative Oncology Group*; CTCAE = *Common Terminology Criteria for Adverse Events*; NYHA = *New York Heart Association.*

In der Praxis sollte jedoch daran gedacht werden, dass die einzelnen Kriterien alleine keine absoluten Kontraindikationen darstellen (☞ Tab. 4.2). Bei ausgewählten Patienten mit einer moderat eingeschränkten Nierenfunktion kann durchaus eine Cisplatin-basierte Chemotherapie mit entsprechender Dosismodifikation durchgeführt werden, insbesondere dann, wenn keine weiteren Begleiterkrankungen vorliegen und sich der Patient einen wenig eingeschränkten Allgemeinzustand aufweist [8]. Auch Patienten mit einer tumorbedingten Einschränkung ihres Allgemeinzustandes können vom Einsatz einer Cisplatin-basierten Chemotherapie klinisch profitieren. Ebenso ist auch beim Vorliegen einer peripheren Polyneuropathie oder

Platin-geeignet		Platin-ungeeignet
Geeignet für Cisplatin-Kombination	Geeignet für Carboplatin-Kombination	
ECOG PS ≤1 *und*	ECOG PS 2 *oder*	ECOG PS ≥3 *oder*
GFR >60 ml/min* *und*	GFR 30-60 ml/min *oder*	GFR <30 ml/min *oder*
Audiometrisch gemessener Hörverlust CTCAE G <2 *und*	Audiometrisch gemessener Hörverlust CTCAE G ≥2 (nach FA-Konsultation und individueller Nutzen-Risiko-Abschätzung) *oder*	ECOG PS 2 *und* GFR <60 ml/min *oder*
Periphere Neuropathie CTCAE G <2 *und*	Periphere Neuropathie CTCAE G ≥2 (nach FA-Konsultation und individueller Nutzen-Risiko-Abschätzung)	Komorbiditäten CTCAE G ≥3 (auf individueller Basis)
Herzinsuffizienz NYHA ≤2	–	–

Tab. 4.2: Vorschlag der IABC für Kriterien zur Feststellung der (Cis)Platin-Eignung [4].
* Bei ECOG 0 und einer GFR zwischen 40 und 60 ml/min kann Cisplatin in einer Split-Dosierung eingesetzt werden.
CTCAE = Common Terminology Criteria for Adverse Events; ECOG PS = Eastern Cooperative Oncology Group Performance Status; FA = Facharzt; GFR = glomeruläre Filtrationsrate; IABC = Interdisziplinäre Arbeitsgruppe Harblasen-Carcinom; NYHA = New York Heart Association.

einer bestehenden Schwerhörigkeit angesichts einer schlechteren Wirksamkeit nicht-Cisplatin-basierter Kombinationstherapien im Einzelfall eine Nutzen-Risiko-Abwägung vorzunehmen.

▶ Einsatz von Carboplatin

Ist ein Patient nicht für eine Cisplatin-basierte Therapie geeignet, sollte geprüft werden, ob er für eine Carboplatin-basierte Kombinationstherapie in Frage kommt. Eine Carboplatin-basierte Kombination ist einer Immunmonotherapie, die bei diesen Patienten ebenfalls zugelassen ist, wenn ein positiver PD-L1-Status nachgewiesen werden kann, vorzuziehen. Grund dafür ist neben der besseren Evidenzlage die Möglichkeit einer Immunerhaltungstherapie für den Fall, dass ein Tumoransprechen mit einer Carboplatin-basierten Kombinationstherapie erreicht werden kann (siehe unten).

Die Kriterien für eine solche Eignung sind bislang unschärfer formuliert, als Ausschlusskriterien formuliert die IABC einen *ECOG-Performance Status* von ≥3, eine GFR <30 ml/min sowie Komorbiditäten CTCAE G ≥3 (auf individueller Basis) [4].

Auch hier gilt, dass die Ausschlusskriterien Patienten-individuell betrachtet und nicht als absolute Kontraindikationen gesehen werden dürfen (☞ Tab. 4.2).

Prädiktive Tumormarker

Klinische Daten, die verlässlich einen oder mehrere prädiktive Biomarker in der Erstlinientherapie des metastasierte Urothelkarzinom definieren, gibt es zum aktuellen Zeitpunkt nicht (S3-LL, evidenzbasiertes Statement 9.11) [8].

Für die Therapiewahl spielt als einziger Biomarker der PD-L1-Status eine Rolle. Grund dafür ist die Zulassung der beiden Immuncheckpoint-Inhibitoren Atezolizumab und Pembrolizumab für die Monotherapie bei Cisplatin-ungeeigneten Patienten, die einen positiven PD-L1-Status aufweisen. Entsprechen der beiden Phase-II-Zulassungsstudien IMvigor 210 (Atezolizumab) und Keynote 052 (Pembrolizumab) wird eine PD-L1-Positivität als *Immune Cell Score* (ICS) ≥5 % bzw. als ein *Combined Positivity Score* (CPS) ≥10 % definiert. Während initial eine Zulassung beider Substanzen unabhängig von PD-L1-Expression bestand, wurde diese basierend auf den Ergebnissen einer Zwischenanalyse zweier randomisierter Phase-III-Nachfolgeprotokolle durch die EMA und die FDA später eingeschränkt (Score Kap. 4.1.1.2 "Mono-Immuntherapien in der Erstlinie" für weitere Details und Ergebnisse beider Studien).

Combined Positivity Score (CPS) Pembrolizumab	Anteil der PD-L1-positiven Tumor- und Immunzellen (Lymphozyten und Makrophagen) im Verhältnis zu allen Tumorzellen, multipliziert mit 100.
Immune Cell Score (ICS) Atezolizumab	Anteil der Fläche des Tumors in Prozent, der durch PD-L1-positive tumorinfiltrierende Immunzellen (Lymphozyten, Makrophagen, Granulozyten, dendritische Zellen) besetzt ist.
Tumor Proportion Score (TPS) Nivolumab	Anteil der Tumorzellen in Prozent, die PD-L1-positiv sind.

Tab. 4.3: Wichtige Scores zur Beschreibung des PD-L1-Status von Tumoren: In den verschiedenen Studien kamen unterschiedliche Scores zum Einsatz, mit denen die Positivität für PD-L1 bestimmt wurde: Studien mit Pembrolizumab nutzten in erster Linie den CPS, mit Atezolizumab den ICS und mit Nivolumab den TPS.

4.1.1.2. Therapieoptionen in der Erstlinientherapie

Platin-basierte Kombinationstherapien

Der Behandlungsstandard bei Erwachsenen mit einem lokal fortgeschrittenen oder metastasierten Urothelkarzinom ist eine Systemtherapie mit einer Cisplatin-basierten Kombinationstherapie. Voraussetzung dafür ist, dass der Patient für eine Cisplatin-basierte Therapie geeignet ist.

Durchgesetzt in der deutschen Versorgungspraxis die Kombination aus **Gemcitabin und Cisplatin (GC)**. Weitere Cisplatin-basierte Kombinationstherapien wie das konventionelle MVAC-Schema (Methotrexat, Vinblastin, Adriamycin und Cisplatin) oder das intensivierte HD-MVAC-Schema mit begleitender Gabe von Granulozyten-stimulierenden Wachstumsfaktoren (HD-MVAC) zeigten eine vergleichbare Wirksamkeit bei einem ungünstigeren Toxizitätsprofil. Das Gesamtüberleben der Patienten konnte durch den Einsatz dieser Regime von etwa 3-6 Monaten auf etwa 12-16 Monate verlängert werden [9, 10]. Eine Behandlung mit GC war im Hinblick auf das Auftreten insbesondere von hämatologischen Toxizitäten günstiger als eine Behandlung mit MVAC. So waren sowohl die Rate an Patienten mit neutropenen Fieber (GC 2 % vs. MVAC 14 %) als auch mit einer neutropenen Sepsis (GC 1 % vs. MVAC 12 %) bei Einsatz von GC deutlich niedriger als bei einer Behandlung mit MVAC. Auch Anämien (GC 18 % vs. MVAC 27 %) und Thrombopenien (GC 21 % vs. MVAC 57 %) waren unter GC-Therapie deutlich seltener.

Das am häufigsten eingesetzte Behandlungsschema basiert auf einen dreiwöchentlichen Zyklus (Cisplatin 70 mg/m² an Tag 1 oder 2, Gemcitabin 1000 mg/m² an Tag 1 und 8), der abhängig von Verträglichkeit und Tumoransprechen maximal 6-mal wiederholt wird [10]. Das Therapieansprechen sollte nach 2-3 Zyklen mittels eines CT-Stagings kontrolliert werden. Aufgrund der relativ schlechteren Wirksamkeit Carboplatin-basierter gegenüber Cisplatin-basierter Kombinationstherapien (s.u.) können entsprechend den Empfehlungen der aktuellen S3-Leitlinien ausgewählte Patienten mit gutem ECOG-Performance Status (0-1), mäßig eingeschränkter Nierenfunktion (GFR 40-60 ml/min) und ohne weitere Komorbiditäten mit z.B. einer aufgeteilten Cisplatindosis (Cisplatin 35 mg/m² an Tag 1 und 8 oder an Tag 1 und 2, Gemcitabin 1000 mg/m² an Tag 1 und 8) behandelt werden [11-14]. Dies wird im folgenden Abschnitt weiter ausgeführt werden. Es fehlen jedoch Ergebnisse prospektiv randomisierter Studien, die eine Nichtunterlegenheit im Vergleich zur Cisplatin-Standarddosierung zeigen oder die Effektivität im Vergleich zu Carboplatin-basierten Therapien analysieren.

Verschiedene Studien untersuchten weiterhin, ob durch Modifikationen wie den Einsatz intensivierter Therapieschemata oder durch den zusätzlichen Einsatz weiterer antineoplastisch wirksamer Substanzen die Wirksamkeit der aktuell eingesetzten Platin-basierten Kombinationstherapien verbessert werden. Ein entscheidender Fortschritt konnte bislang jedoch nicht erzielt werden.

Ein Beispiel dafür ist z.B. die EORTC-Studie 30987 [15]. In dieser prospektiv randomisierten Studie wurde die Effektivität einer Behandlung mit GC (n=314) mit einer Kombinationstherapie aus Gemcitabin, Cisplatin und Paclitaxel (PCG n= 312) verglichen. Es konnten Patienten mit einem lokal fortgeschrittenen (T4b jedes N, jedes T N2-3) oder metastasierten Urothelkarzinom der Harnblase eingeschlossen werden. Das Gesamtüberleben im PCG-Arm lag um etwa 3 Monate höher als im GC-Arm (15,9 vs. 12,7 Monate), dieser Unterschied war jedoch statistisch nicht signifikant. Dafür zeigte sich im PCG-Arm ein signifikant höherer Anteil an Grad IV Neutropenien (36 vs. 20 %), an febrilen Neutropenien (13 vs. 4 %) sowie an schwerwiegenden unerwünschten Ereignissen (20 vs. 15 %).

Bei Patienten, die entsprechend den zuvor bereits aufgeführten MSKCC-Kriterien (☞ Tab. 4.1) nicht für eine Cisplatin-basierte Therapie in Frage kommen und bei denen einen auch durch Dosismodifikationen (z.B. *Split*-Dosis) keine Cisplatin-basierte Therapie möglich ist, besteht die Möglichkeit Cisplatin durch Carboplatin zu ersetzen [7]. Dies betrifft etwa die Hälfte der Patienten mit einem metastasierten und/oder nicht resezierbaren Urothelkarzinom [16, 17].

Die Wirksamkeit unterschiedlicher Carboplatin-basierter Kombinationstherapien in der Erstlinienbehandlung von erwachsenen Patienten mit nicht resezierbarem oder metastasiertem Urothelkarzinom, die nicht für eine Cisplatin-basierte Therapie eignen, wurde in drei randomisierten Studien (1 × Phase II/III, 2 × Phase II) untersucht. In der EORTC-Phase-II/III-Studie 30986 (n=237 Patienten) wurde eine Behandlung dieser Patienten mit Carboplatin in Kombination mit Gemcitabin (GemCarbo) oder Methotrexat, Carboplatin, Vinblastin (M-CAVI) verglichen. Die Ansprechraten beider Regime lagen mit 30-40 % ebenso wie das Gesamtüberleben mit etwa 8-9 Monaten niedriger als bei Cisplatin-basierten Kombinationen. Bei gleichem Ansprechen zeigte sich für GemCarbo allerdings eine deutlich niedrigere Rate an Nebenwirkungen als im Vergleich zu M-CAVI [3]. In einer weiteren Phase-II-Studie (n=96) wurde eine Behandlung mit Vinflunin in Kombination mit Gemcitabin (VinGem) oder Carboplatin (VinCarbo) verglichen. Während die Ansprechrate für den VinGem-Arm (44 %) deutlich höher als für den VinCarbo-Arm (29 %) ausfiel, war das Gesamtüberleben der Patienten in beiden Therapiearmen vergleichbar (VinGem 14,0 Monate, VinCarbo 12,8 Monate) [18]. Eine Zulassung für Vinflunin in der Erstlinientherapie liegt allerdings nicht vor. Die dritte randomisierte Studie (GETUG V01, Phase II, n=44) wurde vorzeitig abgebrochen, da sich im Kombinationstherapiearm (Gemcitabin und Oxaliplatin) in einer Zwischenauswertung ein schlechteres Therapieansprechen (27 %) im Vergleich zum Monotherapiearm mit Gemcitabin (43 %) zeigte [19].

In der deutschen Versorgungslandschaft durchgesetzt hat sich eine Kombinationsbehandlung mit Carboplatin und Gemcitabin im dreiwöchentlichen Rhythmus (Carboplatin AUC 4,5 an Tag 1 oder 2, Gemcitabin 1000 mg/m² an Tag 1 und 8). Auch hier werden nach Möglichkeit 4-6 Therapiezyklen verabreicht.

Erstlinien-Erhaltungstherapie

Integraler Bestandteil der Erstlinientherapie bei Patienten, die nach einer Platin-basierten Chemotherapie keine Progression aufweisen, ist die Immun-Erhaltungstherapie mit dem gegen PD-L1 gerichteten Immuncheckpoint-Inhibitor Avelumab, Die Zulassung basiert auf einer randomisierten Phase-III-Studie (JAVELIN Bladder 100, n= 700). In diese Studie wurden Patienten eingeschlossen, die im Rahmen einer Platin-basierten Erstlinientherapie (Cisplatin- oder Carboplatin-basiert) eines metastasierten und/oder inoperablen Urothelkarzinoms eine komplette Remission, eine partielle Remission oder eine Stabilisierung des Krankheitsverlaufs gezeigt hatten [10]. Eine Randomisation erfolgte 1:1 in einen Behandlungsarm mit zweiwöchentlichen Avelumab-Gaben (10 mg/kg KG) sowie einen Kontrollarm, in dem eine *Best Supportive Care* (BSC) einschließlich regulärer Tumornachsorge erfolgte. Der primäre Endpunkt der Studie war das Gesamtüberleben bei allen Patienten sowie bei Patienten mit einem positiven PD-L1-Status. Hinsichtlich des Gesamtüberlebens war die Avelumab-Erhaltungstherapie einer BSC sowohl in der Gesamtpopulation als auch besonders bei den PD-L1-positiven Patienten überlegen. In der Gesamtpopulation konnte ein Überlebensvorteil von 7,1 Monaten (21,4 vs. 14,3 Monate) gezeigt werden. In der Gruppe der PD-L1-positiven Patienten betrug das mediane Gesamtüberleben im Kontrollarm 17,1 Monate, bei den Patienten im Behandlungsarm wurde das mediane Gesamtüberleben nach einem Follow-up von mehr als 19 Monaten noch nicht erreicht. Signifikante Unterschiede hinsichtlich einer Cisplatin- oder Carboplatin-Vorbehandlung fanden sich nicht, numerisch zeigte sich allerdings ein

Vorteil im Gesamtüberleben für Cisplatin-vorbehandelte Patienten (25,1 Monate vs. 20,8 Monate) [QUELLE: Sridhar ASCO GU 2023].

Das Nebenwirkungsprofil der Immunerhaltungstherapie war erwartungsgemäß und war vergleichbar mit anderen Avelumab-Studien. Bei 11,9 % der Patienten musste die Behandlung mit Avelumab aufgrund unerwünschter Ereignisse abgebrochen werden. Bei 2 Patienten unter Avelumab + BSC wurden Toxizität der Studienbehandlung als Todesursache durch die Prüfer bewertet (1 × Sepsis, 1 × Schlaganfall). Es traten keine höhergradigen (Grad 4/5) immunvermittelten Nebenwirkungen (irAEs) auf. Eine hochdosierte Kortikoidtherapie (≥40 mg Gesamttagesdosis Prednison oder Äquivalent) wurde bei 9,0 % der mit Avelumab behandelten Patienten nach Auftreten von irAEs verabreicht. Die Lebensqualität war in beiden Gruppen vergleichbar [20].

In der Zusammenschau der dargestellten Daten sprechen die Leitlinien für den Einsatz einer Immunerhaltungstherapie bei Patienten mit einer mindestens stabilen Erkrankung nach Platin-basierter Erstlinientherapie eine starke Empfehlung aus.

Mono-Immuntherapien in der Erstlinie

Der Einsatz von Immuncheckpoint-Inhibitoren wurde bei Patienten mit nicht resezierbarem oder metastasiertem Urothelkarzinom, die nicht für eine Cisplatin-basierte Therapie geeignet sind, in zwei nicht-randomisierten Phase-II-Studien untersucht. In einer dieser Studien (IMvigor 210, n=119 Patienten) wurden Cisplatin-ungeeignete Patienten mit dem PD-L1-Inhibitor Atezolizumab behandelt. Hier zeigte sich ein medianes Gesamtüberleben der eingeschlossenen Patienten von 15,4 Monaten bei einem objektiven Ansprechen von 24 % [21]. In einer weiteren Phase-II-Studie (KEYNOTE-052, n=374), in der der Einsatz des PD1-Inhibitors Pembrolizumab untersucht wurde, waren die Ergebnisse vergleichbar (medianes Gesamtüberleben: 11,5 Monate, objektives Ansprechen: 24 %) [22]. Weiterhin fanden sich in beiden Studien Hinweise darauf, dass Patienten mit einem Tumoransprechen langfristig von einer Behandlung zu profitieren scheinen. Basierend auf diesen Studiendaten erfolgte im September 2017 zunächst eine vorläufige Zulassung durch die EMA sowohl von Atezolizumab als auch von Pembrolizumab für die Behandlung von erwachsenen Patienten mit nicht resezierbarem oder metastasiertem Urothelkarzinom, die sich nicht für eine Cisplatin-basierte Therapie eignen, unabhängig vom Nachweis einer PD-L1-Expression im Tumorgewebe der Patienten. Im Juni 2018 wurde diese Zulassung allerdings durch die EMA auf nicht-Cisplatin-fähige Urothelkarzinom-Patienten mit PD-L1-positiven Tumoren eingeschränkt. Anlass für diese Zulassungsbeschränkung waren die Zwischenauswertung zweier Phase-III-Studien (KEYNOTE-361 und IMVIGOR-130) durch die jeweiligen unabhängigen Daten-Monitoring-Komitees (*Data Monitoring Committees*). Diese Zwischenauswertungen hatten gezeigt, dass Urothelkarzinom-Patienten mit einem niedrigen PD-L1-Status eine kürzere Überlebenszeit unter der Monotherapie mit den Immuncheckpoint-Inhibitoren Atezolizumab oder Pembrolizumab im Vergleich zu den klassischen platinhaltigen Kombinationschemotherapien aufwiesen. Entsprechend wurde in beiden Studien die Rekrutierung PD-L1-negativer Patienten für die Monotherapie mit Pembrolizumab bzw. Atezolizumab vorzeitig gestoppt. Aktuell ist daher in Deutschland eine Behandlung von Patienten mit nicht resezierbarem oder metastasiertem Urothelkarzinom, die nicht für eine Cisplatin-basierte Therapie geeignet sind, mit einem Immuncheckpoint-Inhibitor nur möglich, wenn im Tumorgewebe ein positiver PD-L1-Status nachgewiesen werden kann. Ein positiver PD-L1-Status ist dabei, entsprechend der Einschluss- bzw. Stratifizierungskriterien in den jeweiligen Studien definiert als ein CPS (*Combined Positivity Score*) ≥10 (Pembrolizumab) oder IC (*Immune Cells*) ≥5 % (Atezolizumab) (☞ Tab. 4.3).

Eine direkte Kombination einer PD-L1- bzw. PD-1-Inhibition mit einer Platin-basierten Kombinationstherapie scheint bislang nicht erfolgreich zu sein.

Ein solches Konzept wurde und wird aktuell in mehreren Phase-III-Studien untersucht. Doch die bisherigen Ergebnisse sind ernüchternd. In der KEYNOTE-361-Studie konnte der primäre Endpunkt nicht erreicht werden [25]. An dieser offenen, randomisierten, dreiarmigen Studie nahmen 1.010 Patienten mit zuvor unbehandeltem, lokal fortgeschrittenen, inoperablen oder metastasierten Urothelkarzinom teil. Sie wurden 1:1:1 randomisiert und entsprechend mit Pembrolizumab plus Chemotherapie (n=351), Pembrolizumab-Monotherapie (n=307) oder Chemotherapie allein (n=352) behandelt. Als Chemotherapie wurden Gemcitabin/Cisplatin oder Gemcitabin/Carboplatin eingesetzt. Nach einer medianen Nachbeobachtungszeit von 31,7 Monaten betrug das mediane progressionsfreie Überleben 8,3 Monate in der Pembrolizumab- plus Chemotherapiegruppe gegenüber 7,1 Monaten in der alleinigen Chemotherapiegruppe. Der Unterschied war statistisch nicht signifikant. Das mediane Gesamtüberleben betrug 17,0 Monate in der Pembrolizumab-plus-Chemotherapie-Gruppe gegenüber 14,3 Monaten in der Chemotherapie-Gruppe; auch dieser Unterschied war nicht signifikant.

Eine weitere Kombinationsbehandlung wurde in der IMvigor130-Studie untersucht [26]. An dieser placebokontrollierten Studie nahmen 1.213 Patienten mit lokal fortgeschrittenem oder metastasiertem Urothelkarzinom teil. Eine Randomisation erfolgte zwischen den drei Armen Atezolizumab plus Platin-basierter Chemotherapie (n= 451), Atezolizumab allein (n=362) oder Placebo plus Chemotherapie (n=400, 33 %). Auch hier konnte der Behandler zwischen Gemcitabin/Cisplatin oder Gemcitabin/Carboplatin als Chemotherapie wählen. In der abschließenden Analyse des progressionsfreien Überlebens betrug das mediane progressionsfreie Überleben 8,2 Monate in der Atezolizumab/Chemotherapie-Gruppe gegenüber 6,3 Monaten in der Chemotherapie-Gruppe und war damit statistisch signifikant besser. Die mediane Gesamtüberlebenszeit allerdings war mit 16,0 Monate gegenüber 13,4 Monaten zu diesem Zeitpunkt statistisch gesehen nicht unterschiedlich. Die finale Analyse von IMvigor130 zeigte einen Trend zu einem verbesserten OS von Atezolizumab + Platin/Gemcitabin im Vergleich zu Placebo + Platin/Gemcitabin, erreichte aber nicht die vordefinierte Wirksamkeitsgrenze bei Patient:innen der ITT-Population mit mUC [HR 0,85 (95%KI 0,73; 1,00); einseitiger p=0,023].

In Übereinstimmung mit früheren explorativen Analysen schien die Verbesserung des OS mit Atezolizumab + Platin/Gemcitabin im Vergleich zur ITT-Population größer, wenn Atezolizumab mit Cisplatin [HR 0,76 (95%KI 0,57; 1,01]) statt mit Carboplatin [HR 0,89 (95% KI 0,74; 1,08)] kombiniert wurde.

Zusammengefasst bleibt festzuhalten, dass zum aktuellen Zeitpunkt keine Datengrundlage für eine Kombinationsbehandlung einer Platin-basierten Chemotherapie mit einem Immuncheckpoint-Inhibitor besteht.

▶ Mono-Chemotherapien

Ist ein Patient nicht für eine Platin-basierte Chemotherapie geeignet, kann aber aufgrund einer negativen PD-L1-Expression auch nicht mit einer Immunmonotherapie behandelt werden, ist ggf. eine Mono-Chemotherapie eine weitere Behandlungsoption. Die Datenlage zum Einsatz von Monotherapien in der Erstlinienbehandlung von Patienten, die nicht für eine Cisplatin-basierte Behandlung geeignet sind, ist auf kleine nicht-randomisierte Phase-II-Studien beschränkt [8]. Zum Einsatz kommt z.B. eine Monotherapie mit Gemcitabin [19]. Hier sollte immer eine sorgsame Abwägung hinsichtlich möglicher Therapierisiken und -nebenwirkungen (und damit auch einer potentiellen Einschränkung der Lebensqualität des Patienten) sowie dem tatsächlich zu erwartenden Nutzen einer solchen Behandlung erfolgen.

▶ *Best Supportive Care*

Neben den bereits zuvor angeführten Behandlungsoptionen stellt der bewusste Verzicht auf tumorspezifische Therapien zugunsten einer rein palliativ-symptomatischen Behandlung im Sinne von *Best Supportive Care* ggf. eine weitere sinnvolle Option dar. Dies betrifft insbesondere betagte Patienten mit ausgeprägten Komorbiditäten.

4.1.1.3. Peri-operativ vorbehandelten Patienten

Unter dem Begriff "Erstlinientherapie" versteht man dabei sowohl die die Behandlung bislang therapienaiver Patienten (*de novo* mUC) als auch von Patienten, die im Rahmen einer kurativ intendierten, radikalen Zystektomie und/oder Nephroureterektomie eine perioperative Systemtherapie erhalten haben und diese länger als 12 Monate zurückliegt. Die Definition dieser üblicherweise verwendeten "12-Monats-Grenze" basiert auf den Einschlusskriterien der jeweiligen Zulassungsstudien sowie die Ergebnisse retrospektiver Untersuchungen [21-24]. Unklar ist zum aktuellen Zeitpunkt, wie mit Patienten umgegangen werden soll, die anstelle von oder in Ergänzung zu einer Cisplatin-basierten Chemotherapie eine adjuvante Immuntherapie erhalten haben. Ein pragmatisches, noch nicht durch Daten belegtes Vorgehen wäre auch hier zunächst zu überprüfen, ob ein therapiefreies Intervall von mehr als 6-12 Monaten vorliegt. In diesem Fall könnte man den Patienten als "Erstlinienpatient" definieren. Zum aktuellen Zeitpunkt bleibt hier jedoch noch eine Unsicherheit bestehen, die nur durch die Untersuchung entsprechender Daten zu lösen sein wird.

4.1.2. Zweitlinien- und Folgetherapien

4.1.2.1. Therapiewahl in den Folgelinien

Auch bei vorbehandelten Patienten gilt, dass eine Therapieentscheidung immer gemeinsam mit dem Patienten getroffen werden sollte. Die Grundlage für diese Entscheidung sollte die Wünsche und Therapieziele des Patienten, seine klinische Prognose, seine Vorbehandlungen und Begleiterkrankungen berücksichtigen.

Mögliche Therapieoptionen bei vorbehandelten Patienten sind entsprechend der Vorbehandlungen und auch des Zulassungsstatus (☞ Abb. 4.2):

- PD-1/PD-L1-Inhibitoren nach Platin-basierter Vortherapie
- Chemoimmunkonjugate (ADCs) nach Platin-basierter Vortherapie sowie Behandlung mit einem Immuncheckpoint-Inhibitor
- Monochemotherapien nach Platin-basierter Vortherapie
- Re-Induktion einer Platin-basierten Kombinationstherapie
- *Best-Supportive-Care*-Strategien mit Verzicht auf eine tumorspezifische Therapie

Wesentliche Parameter zur Unterstützung der Therapiefindung sind auch in der Folgetherapie klinische Prognosekriterien sowie Ko-Morbiditäten. Prädiktive Marker spielen in der Therapie vorbehandelter Patienten aktuell keine Rolle, insbesondere ist auch der PD-L1-Status für den Einsatz von Immuncheckpoint-Inhibitoren nicht relevant.

Hinsichtlich klinischer Prognosefaktoren haben auch bei den Folgetherapien der klinische Allgemeinzustand sowie das Metastasierungsmuster einen hohen Stellewert. Zusätzlich können zur Beurteilung der Prognose **vorbehandelter Patienten** eine Anämie [25, 26] sowie das therapiefreie Intervall [27] eingesetzt werden. Während bei Patienten ohne Risikofaktoren ein medianes Gesamtüberleben von bis zu einem Jahr und mehr beobachtet werden konnte (11,8-14,2 Monate), betrug dieses bei Patienten bei denen alle Risikofaktoren positiv waren nur wenige Wochen bis Monate (1,7-3,2 Monate). Entwickelt wurden diese Prognosemodelle durch die Auswertung von Patientenkollektiven, bei denen eine Rezidivtherapie mittels Chemotherapien erfolgte. Dennoch scheinen sie, wie mehrere Validierungsstudien gezeigt haben, prinzipiell auch für Patienten, die eine Folgetherapie mittels Immuncheckpoint-Inhibitoren erhalten, gültig zu sein [28-30].

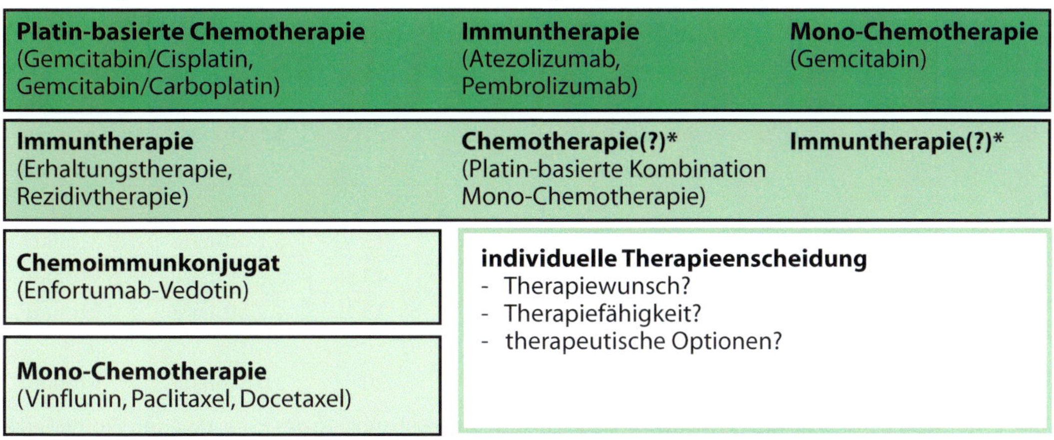

Abb. 4.2: Schematische Darstellung möglicher Therapieoptionen in Abhängigkeit von bereits erfolgten Vortherapien.
* kritische Prüfung von Therapiewunsch, Therapiefähigkeit und möglichen Optionen.

Daneben gibt es zunehmend Hinweise darauf, dass ähnlich wie beim Nierenzellkarzinom auch Laborparameter wie die Höhe der Laktatdehydrogenase, die Thrombozytenzahlen sowie die Neutrophilen/Lymphozyten-Ratio helfen könnten, die Prognose des individuellen Patienten besser einschätzen [30]. Während diese Klassifikation keine bessere Diskrimination von Patienten mit einer schlechten Prognose zulässt (beim Vorliegen aller Risikofaktoren beträgt das mediane Gesamtüberleben auch hier nur 3,0 Monate), können mit diesem System Patienten mit einer ausgezeichneten Prognose und einem medianen Gesamtüberleben von bis zu 30 Monaten identifiziert werden.

4.1.2.2. Therapieoptionen in den Folgelinien

PD-1/PD-L1-Inhibitoren nach Platin-basierter Vortherapie

PD-1/PD-L1-Inhibitoren sind die Therapie der Wahl für Patienten, die

- unter einer laufenden Platin-basierte Erstlinientherapie (primär progrediente Patienten) oder
- im weiteren Krankheitsverlauf nach abgeschlossener Platin-basierten Erstlinientherapie ohne Immunerhaltungstherapie einen Tumorprogress

aufweisen.

Aktuell sind in Deutschland zur Behandlung des metastasierten und/oder lokal fortgeschrittenen Urothelkarzinoms nach Platin-basierter Vortherapie drei Substanzen zugelassen: Die PD-L1-Inhibitoren Pembrolizumab und Atezolizumab sowie der PD-1-Inhibitor Nivolumab (☞ Tab. 4.4). Lediglich für Pembrolizumab liegen positive Ergebnisse einer Phase-III-Studie vor, so dass einer Behandlung mit Pembrolizumab in dieser Therapiesituation der Vorzug vor Atezolizumab und Nivolumab gegeben werden sollte.

Pembrolizumab (PD1-Inhibitor) zeigte sich in der Phase-III-Studie KEYNOTE-045 im Vergleich mit einer Monochemotherapie (Docetaxel, Paclitaxel oder Vinflunin) hinsichtlich des Gesamtüberlebens und des Tumoransprechens überlegen (☞ Tab. 4.1). Weiterhin traten höhergradige Nebenwirkungen (CTCAE Grad III-V) deutlich häufiger bei mit einer Chemotherapie behandelten Patienten (49,4 %) auf als bei einer Behandlung mit Pembrolizumab (15,0 %) [31]. Dagegen beruht die Zulassung von Nivolumab und Atezolizumab lediglich auf den Ergebnissen zweier Phase-II-Studien. Diese weisen im Vergleich zu den publizierten Daten zur Therapie mit Vinflunin oder Taxanen nach Versagen einer Platin-basierten Erstlinientherapie ein vergleichbares Gesamtüberleben bei einem deutlich günstigeren Nebenwirkungsprofil auf (IMvigor 210, CheckMate 275) [33, 34].

Eine Phase-III-Studie, die den Einsatz von Atezolizumab nach Versagen einer Platin-basierten Chemotherapie mit dem Einsatz einer Chemotherapie (Paclitaxel, Docetaxel oder Vinflunin) verglich (IMvigor 211), erreichte formal den primären Endpunkt nicht (kein signifikanter Unterschied

			Patientenzahl	ORR	PFS	OS
Pembrolizumab						
KEYNOTE-045*	Phase III	Pembrolizumab	270	21 %	2,1 Monate	10,3 Monate
		Chemotherapie	272	11 %	3,3 Monate	7,4 Monate
Atezolizumab						
IMvigor 210*	Phase II	Atezolizumab	315	15 %	2,1 Monate	7,9 Monate
IMvigor 211	Phase III	Atezolizumab	467	13 %	2,1 Monate	8,6 Monate
		Chemotherapie	464	13 %	4,0 Monate	8,0 Monate
Nivolumab						
CheckMate 275*	Phase II	Nivolumab	270	20 %	2,0 Monate	8,7 Monate

Tab. 4.4: Studienergebnisse zu den aktuell in Deutschland für die Behandlung des metastasierten Urothelkarzinoms nach Versagen einer Platin-basierten Erstlinientherapie zugelassenen Immuncheckpoint-Inhibitoren [31-34].

* Studien, auf denen die jeweiligen Zulassungen beruhen.

im Gesamtüberleben zugunsten von Atezolizumab bei Patienten mit PD-L1-Expression). Diese Studie konnte jedoch die Daten der Phase-II-Studie zur Wirksamkeit und zum günstigen Nebenwirkungsprofil im Wesentlichen bestätigen, so dass die Zulassung weiterhin besteht [32].

Während rein numerisch der Überlebensvorteil sowohl in den randomisierten Studien (KEYNOTE-045: +2,9 Monate, IMvigor211 +0,6 Monate) als auch im Vergleich der Phase-II-Studien mit historischen Daten zur Chemotherapie (IMvigor210: 7,9 Monate, CheckMate 275: 8,7 Monate vs Vinflunin Phase III: 6,9 Monate) nicht sehr hoch ist, muss jedoch beachtet werden, dass ein Ansprechen auf eine Immuncheckpoint-Inhibitor-Therapie langfristig sein kann. In den Phase-III-Studien zeigte sich nach 24 Monaten eine Gesamtüberlebensrate von 24 und 27 % in der Atezolizumab- bzw. Pembrolizumab-Gruppe verglichen mit 13 und 14 % in den Vergleichsarmen [35, 36].

Alle drei Substanzen scheinen, ebenso wie andere PD-L1- und PD-1-Inhibitoren, vergleichbar hinsichtlich des Nebenwirkungsprofils. Schwerwiegende Nebenwirkungen (CTCAE Grad 3-5) sind deutlich seltener (<20 %) zu finden als in vergleichbaren Untersuchungen zum Einsatz von Chemotherapeutika bei diesen Patienten. Neben den schwerwiegenden immunvermittelten Toxizitäten sind dabei auch eine ganze Reihe weiterer durch Immuncheckpoint-Inhibitoren verursachte Probleme zu beachten. Hierzu gehören Juckreiz, Durchfälle, Arthralgien, Muskelscherzen und Müdigkeit, die häufig nicht als schwerwiegend zu klassifizieren sind, jedoch die Lebensqualität und damit auch die Therapieadhärenz deutlich beeinträchtigen könnten. Ein frühzeitiges Erkennen schwerer Nebenwirkungen und damit ein frühestmöglicher Beginn einer (hochdosierten) Cortison-Therapie, ist entscheidend für einen guten Verlauf. Daher ist eine gute Aufklärung der Patienten besonders wichtig und Nebenwirkungen sollten trotz des guten Risikoprofils nie bagatellisiert werden.

Chemoimmunkonjugate (ADCs) nach Platin-basierter Vortherapie sowie Behandlung mit einem Immuncheckpoint-Inhibitor

Für Patienten, die einen Progress sowohl nach Platin-basierter Vortherapie als auch nach Behandlung mit einem Immuncheckpoint-Inhibitor erfahren, ist seit Mitte 2022 mit Enfortumab-Vedotin eine neue Therapieoption verfügbar. Hierbei handelt es sich um ein sogenanntes Chemoimmunkonjugat (ADC, *Antibody-Drug Conjugate*). Diese ADCs stellen für die Uroonkologie eine neue Wirkstoffklasse dar. Vereinfacht handelt es sich um synthetische Therapeutika, die aus monoklonalen Antikörpern und hochwirksamen zytotoxischen Wirkstoffen (*payload*) zusammengesetzt sind [37]. Die monoklonalen Antikörper können gegen unterschiedliche tumorassoziierte Antigene gerichtet sein, eine Verbindung mit den zytotoxischen Wirkstoffen wird über ein sogenanntes *linker*-Molekül hergestellt. Mechanistisch binden die Antikörper an ihre vordefinierte Zielstruktur, über eine Endozytose werden dann das ADC in die Zelle aufgenommen und der zytotoxische Wirkstoff intrazellulär freigesetzt.

Grundlage für die Zulassung des ADCs Enfortumab-Vedotin bildet die randomisierte, multizentrische Phase-III-Studie EV-301 [38]. Der monoklonale Antikörper von Enfortumab-Vedotin ist gegen das Oberflächenprotein Nectin-4 gerichtet, welches regelhaft in Urothhelkarzinomen überexprimiert ist [39]. Gekoppelt ist der Antikörper an Monomethylauristatin E (MMAE), einem Mikrotubulus-Hemmstoff.

In der randomisierten EV-301-Studie wurden Patienten mit lokal fortgeschrittenem oder metastasiertem Urothelkarzinom eingeschlossen, die zuvor eine Platin-haltige Chemotherapie erhalten haben und bei denen während oder nach einer PD-1/L1-Inhibitor-Behandlung ein Progress aufgetreten war. Die Patienten wurden im Verhältnis 1:1 randomisiert und erhielten Enfortumab-Vedotin (1,25 mg/kg, Tag 1, 8, 15, vierwöchentlicher Zyklus) oder eine Chemotherapie mit Docetaxel, Paclitaxel oder Vinflunin. Eine Behandlung wurde jeweils bis zum Progress oder bis zum Auftreten therapielimitierender Toxizitäten fortgeführt.

Das mediane Überleben bei Patienten, die Enfortumab-Vedotin erhielten, war um etwa 4 Monate länger als bei Patienten, die eine Chemotherapie erhielten (12,9 vs. 8,9 Monate). Auch das progressionsfreie Überleben (5,6 vs. 3,7 Monate) sowie das Tumoransprechen (40,6 vs.17,9 %) waren unter einer Therapie mit Enfortumab-Vedotin besser. Hinsichtlich des Nebenwirkungsprofils zeigten sich global keine Unterschiede in der Rate aller Nebenwirkungen (93,9 vs. 91,8 %) sowie schwerwiegender Nebenwirkungen (51,4 vs. 49,8 %). Zu beachten sind jedoch substanzspezifische Toxizitäten wie Hautreaktionen, periphere Polyneuropathie, Sehstörungen und Hyperglykämien [40].

Aktuell werden in klinischen Studien weitere ADCs in unterschiedlichen Indikationen, alleine und in Kombination untersucht. Neben Sacituzumab-Govitecan (Antikörper gegen Trop2 gerichtet, *payload*: SN38, ein Topoisomerase-Inhibitor) werden auch ADCs untersucht, die spezifisch gegen nur in Patientensubgruppen überexprimierte Proteine gerichtet sind. Dazu gehören z.B. gegen HER-2-gerichtete ADCs wie Disitamab-Vedotin (RC48-ADC) und Trastuzumab-Deruxtecan [41].

Chemotherapien bei vorbehandelten Patienten

Seit 2009 ist in Europa das semisynthetische Vincaalkaloid Vinflunin für eine Chemotherapie nach Versagen einer primären Cisplatin-basierten Therapie beim metastasierten/inoperablen Urothelkarzinom zugelassen. Die Zulassung stützt sich auf eine prospektiv randomisierte Studie, in der für Vinflunin als bislang einziges Chemotherapeutikum eine Verbesserung des Gesamtüberlebens (von 4,3 auf 6,9 Monate) im Vergleich zu einer rein supportiven Behandlung gezeigt werden konnte [42]. Neben hämatologischen Nebenwirkungen wurde dabei häufig eine Obstipation beobachtet, so dass beim Einsatz dieses Chemotherapeutikum eine supportive Therapie mit Laxantien erforderlich ist. Ähnliche Gesamtüberlebensraten wurden mit anderen Substanzen oder Substanzkombinationen, insbesondere mit Taxanen erreicht [43-46]. Allerdings liegen für den Einsatz dieser Substanzen nur kleinere Phase-II-Studien vor. Am besten ist dabei die Datenlage für die Kombination von Gemcitabin und Paclitaxel (GemPac) untersucht [47-51]. Bei einem langen progressionsfreiem Intervall nach einer Cisplatin-basierten Erstlinientherapie kann bei ausgewählten Patienten auch eine Cisplatin-Re-Induktion erfolgen [23, 24], diese würden aber formal wie unbehandelte Patienten behandelt (☞ Kap. 4.1.1.).

Platin-Reinduktion

Liegt die Platin-basierte Chemotherapie länger als 12 Monate zurück, ist ggf. eine Re-Induktion der Platin-basierte Chemotherapie sinnvoll, insbesondere wenn unter der Erstlinientherapie ein gutes Therapieansprechen beobachtet werden konnte [23, 24]. Es ist aktuell unklar, ob eine solche Re-Induktion wirksamer ist als der sofortige Beginn einer Therapie mit einem Immuncheckpoint-Inhibitor. Da eine Behandlung mit einem Immuncheckpoint-Inhibitor aber auch nach einer neuerlichen Platin-basierten Therapie folgen wird (entweder als Immunerhaltungstherapie oder als Rezidivtherapie), kann eine Re-Exposition bei ausgewählte Patienten ein sinnvolles Konzept sein.

Spezielle Situationen

Unklar ist die Datenlage, welche Folgetherapien bei z.B. bei Platin-ungeeigneten Patienten mit primärer Immuntherapie oder einer Gemcitabin-Monotherapie durchgeführt werden können. Prinzipiell stehen hier zwar sämtliche der oben genannten Optionen ebenfalls zur Verfügung, wobei natürlich der jeweilige Zulassungsstatus beachtet werden muss. Allerdings ist bei diesen Patienten die Entscheidung für eine Mono-Immuntherapie oder eine Mono-Chemotherapie in aller Regel aufgrund einer eingeschränkten Therapiefähigkeit getroffen worden und somit die Prognose oftmals ungünstig. Dies spiegelt sich auch in den Ergebnissen verschiedener Untersuchungen zum Outcome von Patienten, die unter einer primären Immun-Monotherapie ein Rezidiv erleiden, wider [52, 53]. In beiden Studien erhielten nur 30-40 % der Patienten, die einen Progress nach einer Mono-Immuntherapie aufwiesen, überhaupt eine Therapie. Von diesen zeigten nur wenige ein Therapieansprechen bei einem deutlich eingeschränkten progressionsfreien Gesamtüberleben im Vergleich zu solchen Patienten, die eine Immuntherapie nach einer typischen Erstlinienchemotherapie erhielten.

Aus diesem Grund sollte gerade mit diesen Patienten sehr kritisch über die tatsächlichen Therapieziele und die Erwartungen an eine weitere tumorspezifische Therapie einerseits und zu erwartender therapiebedingte Einschränkungen der Lebensqualität andererseits diskutiert werden.

Literatur

1. Bajorin DF et al. Long-term survival in metastatic transitional-cell carcinoma and prognostic factors predicting outcome of therapy. J Clin Oncol 1999;17(10): 3173-81.

2. Bellmunt J et al. Pretreatment prognostic factors for survival in patients with advanced urothelial tumors treated in a phase I/II trial with paclitaxel, cisplatin, and gemcitabine. Cancer 2002;95(4):751-7.

3. De Santis M et al. Randomized phase II/III trial assessing gemcitabine/carboplatin and methotrexate/carboplatin/vinblastine in patients with advanced urothelial cancer who are unfit for cisplatin-based chemotherapy: EORTC study 30986. J Clin Oncol 2012;30(2):191-9.

4. von Amsberg G et al. Erstlinientherapie des metastasierten Urothelkarzinoms: ein Update. Die Onkologie 2022.

5. Sternberg CN et al. Methotrexate, vinblastine, doxorubicin, and cisplatin for advanced transitional cell carcinoma of the urothelium. Efficacy and patterns of response and relapse. Cancer 1989;64(12):2448-58.

6. Galsky MD, et al. Comparative effectiveness of cisplatin-based and carboplatin-based chemotherapy for treatment of advanced urothelial carcinoma. Ann Oncol 2012;23(2):406-10.

7. Galsky MD et al. Treatment of patients with metastatic urothelial cancer "unfit" for Cisplatin-based chemotherapy. J Clin Oncol 2011;29(17):2432-8.

8. Leitlinienprogramm Onkologie (Deutsche Krebsgesellschaft, D.K., AWMF). S3-Leitlinie Früerkennung, Diagnose, Therapie und Nachsorge des Harnblasenkarzinoms, Langversion 2.0. 2020 [cited 2020 May 2021]; Available from: http://leitlinienprogramm-onkologie.de/Harnblasenkarzinom.92.0.html.

9. Sternberg CN et al. Randomized phase III trial of high-dose-intensity methotrexate, vinblastine, doxorubicin, and cisplatin (MVAC) chemotherapy and recombinant human granulocyte colony-stimulating factor versus classic MVAC in advanced urothelial tract tumors: European Organization for Research and Treatment of Cancer Protocol no. 30924. J Clin Oncol 2001;19(10):2638-46.

10. von der Maase H et al. Gemcitabine and cisplatin versus methotrexate, vinblastine, doxorubicin, and cisplatin in advanced or metastatic bladder cancer: results of a large, randomized, multinational, multicenter, phase III study. J Clin Oncol 2000;18(17):3068-77.

11. Gonzalez CM et al. Split-dose cisplatin as an alternative to every-3-week dosing when using cisplatin/gemcitabine to treat advanced urothelial cancer. Journal of Clinical Oncology 2015;33(7_suppl):373-373.

12. Abdelhafez M, M Williams. PD62-04 Safety and efficacy gemcitabine-cisplatin split dose as a neoaduvant chemotherapy for muscle invasive bladder cancer. Journal of Urology 2017;197(4S):e1194-e1194.

13. Sellers LE et al. Split dose gemcitabine/ cisplatin (GC) in urothelial carcinoma of the bladder: Review of toxicity and response. Journal of Clinical Oncology 2016;34 (15_suppl):e16018-e16018.

14. Hussain SA et al. A phase I/II study of gemcitabine and fractionated cisplatin in an outpatient setting using a 21-day schedule in patients with advanced and metastatic bladder cancer. Br J Cancer 2004;91(5):844-9.

15. Bellmunt J et al. Randomized phase III study comparing paclitaxel/cisplatin/ gemcitabine and gemcitabine/ cisplatin in patients with locally advanced or metastatic urothelial cancer without prior systemic therapy: EORTC Intergroup Study 30987. J Clin Oncol, 2012.

16. Dash A et al. Impact of renal impairment on eligibility for adjuvant cisplatin-based chemotherapy in patients with urothelial carcinoma of the bladder. Cancer 2006; 107(3):506-13.

17. Balducci L, J Yates. General guidelines for the management of older patients with cancer. Oncology (Williston Park) 2000;14(11A):221-7.

18. De Santis M et al. Vinflunine-gemcitabine versus vinflunine-carboplatin as first-line chemotherapy in cisplatin-unfit patients with advanced urothelial carcinoma: results of an international randomized phase II trial (JASINT1). Ann Oncol 2016;27(3):449-54.

19. Culine S et al. Gemcitabine or gemcitabine plus oxaliplatin in the first-line treatment of patients with advanced transitional cell carcinoma of the urothelium unfit for cisplatin-based chemotherapy: a randomized phase 2 study of the French Genitourinary Tumor Group (GETUG V01). Eur Urol 2011;60(6):1251-7.

20. Grivas P et al. Patient-reported outcomes from JAVELIN Bladder 100: Avelumab first-line maintenance plus best supportive care versus best supportive care alone for advanced urothelial carcinoma. Eur Urol 2022.

21. Balar AV et al., Atezolizumab as first-line treatment in cisplatin-ineligible patients with locally advanced and metastatic urothelial carcinoma: a single-arm, multicentre, phase 2 trial. Lancet 2017;389(10064):67-76.

22. Balar AV et al. First-line pembrolizumab in cisplatin-ineligible patients with locally advanced and unresectable or metastatic urothelial cancer (KEYNOTE-052): a multicentre, single-arm, phase 2 study. Lancet Oncol 2017;18(11):1483-1492.

23. Locke JA et al. Cisplatin- versus non-cisplatin-based first-line chemotherapy for advanced urothelial carcinoma previously treated with perioperative cisplatin. Clin Genitourin Cancer 2016;14(4):331-40.

24. Necchi A et al. Cisplatin-based first-line therapy for advanced urothelial carcinoma after previous perioperative cisplatin-based therapy. Clin Genitourin Cancer 2015;13(2):178-84.

25. Bellmunt J et al. Prognostic factors in patients with advanced transitional cell carcinoma of the urothelial

tract experiencing treatment failure with platinum-containing regimens. J Clin Oncol 2010;28(11):1850-5.

26. Niegisch G et al. Prognostic factors in second-line treatment of urothelial cancers with gemcitabine and paclitaxel (German Association of Urological Oncology trial AB20/99). Eur Urol 2011;60(5):1087-96.

27. Sonpavde G et al. Time from prior chemotherapy enhances prognostic risk grouping in the second-line setting of advanced urothelial carcinoma: a retrospective analysis of pooled, prospective phase 2 trials. Eur Urol 2013;63(4):717-23.

28. Abuhelwa AY et al. Enhanced bellmunt risk score for survival prediction in urothelial carcinoma treated with immunotherapy. Clin Genitourin Cancer 2022;20(2): 132-138.

29. Kobayashi T et al. Risk stratification for the prognosis of patients with chemoresistant urothelial cancer treated with pembrolizumab. Cancer Sci 2021;112(2):760-773.

30. Sonpavde G et al. Five-factor prognostic model for survival of post-platinum patients with metastatic urothelial carcinoma receiving PD-L1 inhibitors. J Urol 2020;204(6):1173-1179.

31. Bellmunt J et al. Pembrolizumab as second-line therapy for advanced urothelial carcinoma. N Engl J Med 2017;376(11):1015-1026.

32. Powles T et al. Atezolizumab versus chemotherapy in patients with platinum-treated locally advanced or metastatic urothelial carcinoma (IMvigor211): a multicentre, open-label, phase 3 randomised controlled trial. Lancet 2018;391(10122):748-757.

33. Rosenberg JE et al. Atezolizumab in patients with locally advanced and metastatic urothelial carcinoma who have progressed following treatment with platinum-based chemotherapy: a single-arm, multicentre, phase 2 trial. Lancet 2016;387(10031):1909-20.

34. Sharma P et al. Nivolumab in metastatic urothelial carcinoma after platinum therapy (CheckMate 275): a multicentre, single-arm, phase 2 trial. Lancet Oncol 2017;18(3):312-322.

35. Fradet Y et al. Randomized phase III KEYNOTE-045 trial of pembrolizumab versus paclitaxel, docetaxel, or vinflunine in recurrent advanced urothelial cancer: results of >2 years of follow-up. Ann Oncol 2019;30(6): 970-976.

36. van der Heijden MS et al. Atezolizumab versus chemotherapy in patients with platinum-treated locally advanced or metastatic urothelial carcinoma: A long-term overall survival and safety update from the phase 3 IMvigor211 Clinical Trial. Eur Urol 2021;80(1):7-11.

37. Birrer MJ et al. Antibody-drug conjugate-based therapeutics: State of the science. J Natl Cancer Inst 2019; 111(6):538-549.

38. Powles T et al. Enfortumab vedotin in previously treated advanced urothelial carcinoma. N Engl J Med 2021;384(12):1125-1135.

39. Heath EI, JE Rosenberg. The biology and rationale of targeting nectin-4 in urothelial carcinoma. Nat Rev Urol 2021;18(2):93-103.

40. Pace A et al. Enfortumab Vedotin: Nursing perspectives on the management of adverse events in patients with locally advanced or metastatic urothelial carcinoma. Clin J Oncol Nurs 2021;25(2):E1-E9.

41. Padua TC et al. Efficacy and toxicity of antibody-drug conjugates in the treatment of metastatic urothelial cancer: A scoping review. Urol Oncol 2022.

42. Bellmunt J et al. Phase III trial of vinflunine plus best supportive care compared with best supportive care alone after a platinum-containing regimen in patients with advanced transitional cell carcinoma of the urothelial tract. J Clin Oncol 2009;27(27):4454-61.

43. Sweeney CJ et al. A Phase II study of paclitaxel and ifosfamide for patients with advanced refractory carcinoma of the urothelium. Cancer 1999;86(3):514-8.

44. Soga N et al. Paclitaxel Carboplatin chemotherapy as a second-line chemotherapy for advanced platinum resistant urothelial cancer in Japanese cases. Int J Urol 2007;14(9):828-32.

45. Lin CC et al. Gemcitabine and ifosfamide as a second-line treatment for cisplatin-refractory metastatic urothelial carcinoma: a phase II study. Anticancer Drugs 2007;18(4):487-91.

46. Krege S et al. Docetaxel and ifosfamide as second line treatment for patients with advanced or metastatic urothelial cancer after failure of platinum chemotherapy: a phase 2 study. J Urol 2001;165(1):67-71.

47. Albers P et al. Randomized phase III trial of 2nd line gemcitabine and paclitaxel chemotherapy in patients with advanced bladder cancer: short-term versus prolonged treatment [German Association of Urological Oncology (AUO) trial AB 20/99]. Ann Oncol 2011; 22(2):288-94.

48. Sternberg CN et al. Chemotherapy with an every-2-week regimen of gemcitabine and paclitaxel in patients with transitional cell carcinoma who have received prior cisplatin-based therapy. Cancer 2001;92(12):2993-8.

49. Fechner G et al. Randomised phase II trial of gemcitabine and paclitaxel second-line chemotherapy in patients with transitional cell carcinoma (AUO Trial AB 20/99). Int J Clin Pract 2006;60(1):27-31.

50. Kanai K et al. Gemcitabine and paclitaxel chemotherapy for advanced urothelial carcinoma in patients who have received prior cisplatin-based chemotherapy. Int J Clin Oncol 2008;13(6):510-4.

51. Suyama T et al. Combination of gemcitabine and paclitaxel as second-line chemotherapy for advanced urothelial carcinoma. Jpn J Clin Oncol 2009;39(4):244-50.

52. Szabados B et al. Response rate to chemotherapy after immune checkpoint inhibition in metastatic urothelial cancer. Eur Urol 2018;73(2):149-152.

53. Gomez de Liano Lista A et al. Clinical outcome after progressing to frontline and second-line Anti-PD-1/PD-L1 in advanced urothelial cancer. Eur Urol 2020;77(2): 269-276.

4.2. Palliative Zystektomie und Metastasenchirurgie

4.2.1. Palliative Zystektomie

Die Standardtherapie des muskelinvasiven Blasentumors ist in der operativen Therapie zu sehen. Als Alternative kann bei einem selektierten Patientenkollektiv ein Blasenerhalt mit einer trimodalen Behandlung erfolgen.

Die Prognose der Patienten ist stark abhängig vom Tumorstadium, so dass Patienten mit einem lokal fortgeschrittenen Blasentumor eine signifikant schlechtere tumorspezifische Überlebensrate haben. Das 5-Jahres-Gesamtüberleben liegt bei unter 30 % [1]. Dies ist mitunter damit vergesellschaftet, dass bei höheren Tumorstadien eine signifikant höhere Rate an Lymphknotenmetastasen und inkompletten Resektionen vorliegt. Bei einem T4b-Tumorstadium, definiert als Infiltration des Tumors in die Bauch- oder Beckenwand wird von den Leitlinien eine Zystektomie lediglich im palliativen Setting empfohlen. Dieses Patientenkollektiv besticht überdurchschnittlich häufig durch ungünstige prognostische Marker, was sich in einem tumorspezifischen Überleben von 58 % und 41 % niederschlägt [2].

In einer großen retrospektiven Analyse konnte bereits dargelegt werden, dass T4-Tumore eine schlechte tumorspezifische Überlebensrate haben. Ungünstige prognostische Marker sind im weiblichen Geschlecht, positiven Absetzungsrändern, einer lymphovaskuläre Infiltration und Lymphknotenmetastasen zu sehen [3]. Beim männlichen Geschlecht konnte in einer kleinen Serie eine Samenblaseninfiltration als negativer prädiktiver Marker aufgezeigt werden [4]. In einer jüngeren Analyse wurden die T4-Tumore bezüglich des Stellenwertes der Infiltration der einzelnen Nachbarorgane untersucht. Es lag ein signifikanter Unterschied zwischen den Nachbarstrukturen vor, wobei eine alleinige Infiltration der Prostata mit einem günstigsten Outcome vergesellschaftet war. Die tumorspezifische 1-Jahres-Mortalität lag in diesem Fall bei lediglich 24 % im Gegensatz zu 71 %, 65 % und 50 % bei Infiltration von Vagina, Uterus oder Samenblasen. Auch gab es einen Unterschied in der tumorspezifischen 1-Jahres-Mortalität bei T4b-Tumoren. Eine Beckenwandinfiltration hatte eine tumorspezifische 1-Jahres-Mortalität von 50 % im Vergleich zur Bauchwandinfiltration von 72 % [2]. Neben ungünstigen tumorassoziierten Parameter mit erhöhter Lymphknotenmetastasenrate und erhöhter Rate an R1-Resektionen stechen Patienten mit lokal fortgeschrittenem Tumorstadium zudem durch einen schlechteren Allgemeinzustand hervor. Eine neoadjuvante Chemotherapie zum Downsizing des Tumors und Verbesserung des Überlebens kann nur in einem geringen Anteil an Patienten initiiert werden und nur in einem vernichtend geringen Anteil suffizient komplettiert werden [5]. Maisch et al. untersuchten klinische und tumorassoziierte Parameter als Prädiktoren für die Mortalität bei Patienten mit einer palliativen Zystektomie. Ein guter Allgemeinzustand definiert als ASA-Score <3 und ein Hämoglobinwert ≥11,7 mg/dl korrelierten signifikant mit dem Gesamtüberleben. Weder klinische, operationsbedingte noch Patienten- und tumorspezifische Parameter hatten eine Korrelation mit dem tumorspezifischen Überleben. Das mediane Gesamtüberleben lag in dieser Analyse bei 13 (95%KI 9,7-16,3) Monaten. Problematisch sind die mit dem Tumor assoziierten Symptome, die primär einen operativen Eingriff erforderlich machen. Patienten berichten in bis zu 90 % der Fälle über Symptome. Vorherrschend sind eine wiederkehrende Hämaturie neben Schmerzen und Obstruktionen im Harntrakt zu nennen.

Die Indikation zur Exenteration sollte in dem Patientenkollektiv unter Berücksichtigung des erhöhten Komplikations- und Mortalitätsrisikos kritisch analog der Leitlinienempfehlung mit den Patienten diskutiert werden. Die 30- und 90-Tage-Komplikationsrate an schwerwiegenden Komplikationen betrifft 21 % und knapp ein Drittel der Patienten [5]. Vorherrschend sind kardiale und pulmonale Komplikationen. Die 30- und 90-Tages-Mortalität steigt signifikant auf 10 % an. Überdurchschnittlich häufig hatten Patienten, welche

30 bzw. 90 Tage nach der Operation verstarben einen schlechten ASA-Score. Im Vergleich dazu liegt die Mortalität bei Patienten mit lokal begrenzten Blasentumoren nach 30 Tagen zwischen 1,2 % und 3,2 %. Die Raten schwanken nach 90 Tagen etwas weiter auseinander und liegen zwischen 2,3 % bis 8 % [6-11]. Als einziger prognostischer Faktor konnte erneut ein schlechter ASA-Score aufgezeigt werden, welcher signifikant mit dem Tumorstadium korrelierte.

Vor einem operativen Eingriff sollen Patienten über die möglichen Konsequenzen, insbesondere die erhöhten Komplikationen und Sterberaten informiert werden und der klinische Benefit zur Beseitigung lokaler Symptome erörtert werden.

4.2.2. Metastasengerichtete Therapie

Während eine metastasengerichtete Therapie bei anderen Tumoren, wie dem Prostatakarzinom oder dem Nierenzellkarzinom historisch häufig durchgeführt wird, ist die Therapie beim metastasierten Urothelkarzinom eine Domäne für eine systemische Therapie. Die Datenlage ist reduziert und bezieht sich in der Regel auf kleinere Fallserien und Metaanalysen [12-15]. Die erste größere Fallserie ist von Cowels 1982 beschrieben. Bei sechs selektierten Patienten mit einem Urothelkarzinom der Blase und einer isolierten pulmonalen Metastase konnte durch eine lokale Therapie und eine Keilexzision der Metastase eine sehr gute Tumor-

Autoren	N	Metastasenlokalisation	Chemotherapie	5-Jahres-OS	5-Jahres-PFS
Lehmann et al. [18]	44	• Retroperitoneum 56,8 % • Lunge 18,2 % • Lymphknoten fern 11,3 %	Perioperativ 80 %	27,7	24
Cowels et al. [12]	6	• Lunge			
Sweeney et al. [19]	11	• Lymphknoten	Perioperativ 100 %	4-Jahres-CSS 36 %	4-Jahres-PFS 27 %
Siefker-Radtke et al. [20]	31	• Lungenmetastasen 77 % • Lymphknoten 13 % • Zerebrale Metastasen 7 %	Neoadjuvant 73 %	33 %	
Abe et al. [17]	42	• Lymphknoten n=22 • Lungenmetastasen n=12 • 7 Rezidiv-Metastasen-resektionen	Perioperativ 95 %	31 %	
De Vries et al. [21]	14	• Lymphknoten	Neoadjuvant	DSS 24 %	
Otto et al. [16]	70	• Lymphknoten 97 % • Peritoneum 14 % • Haut 3 % • Knochen 11 % • Lunge 30 % • Leber 11 %	Neoadjuvant 100 %	2-Jahres-OS 19,3 %	
Kanzaki et al. [22]	18	• Lungenmetastasen 100 %	Perioperativ 50 %	46,5 %	
Matsuguma et al. [23]	32	• Lungenmetastasen 100 %	Perioperativ 50 %	50 %	26 %
Han et al. [24]	16	• Lungenmetastasen 100 %	Neoadjuvant 87,5 %	65 %	
Kim et al. [25]	30	• Lungenmetastasen 80 % • Lymphknoten 10 % • ZNS 20 % • Viszeral 10 %	Neoadjuvant 43 %	32 %	

Tab. 4.4: Serien mit Metastasenresektionen.

kontrolle mit langen progressionsfreien Intervallen von einem, fünf, sieben und 16 Jahren erreicht werden. Nur einer der Patienten verstarb 33 Monate nach Metastasenresektion bei einem medianen Überleben der Patienten von 5 Jahren. Die Problematik der vorhandenen Serien ist in der Inhomogenität der Patientenkollektive und der Therapien zu sehen. Dies wird auch von der Metaanalyse von Patel et al. hervorgehoben. In dieser konnte ein Überlebensvorteil bei Patienten mit Metastasenresektion aufgezeigt werden (HR 0,63; 95%KI 0,49-0,81) [15]. Viele der Serien beschreiben Patienten mit initialen Lymphknotenmetastasen im kleinen Becken oder Retroperitoneum oder multilokulären Metastasen nach einer Chemotherapie. Es erfolgte im Anschluss eine Zystektomie und eine ausgedehnte Lymphadenektomie. Insofern entsprechen die Patienten eher den neuen Serien der oben aufgeführten palliativen Zystektomie. Dies spiegelt sich auch in den lediglich moderaten Überlebenszeiten der Patienten wider. Insbesondere bei einer Symptomatik durch eine Metastase bringt die operative Resektion eine Verbesserung der Lebensqualität mit sich. Otto et al. konnten zeigen, dass eben die Patienten mit Schmerzen eine Verbesserung der Lebensqualität in 83 % der Fälle erfahren. Im Vergleich dazu haben Patienten ohne Klinik durch eine operative Intervention eine Verschlechterung der Lebensqualität angegeben [16]. Ein operatives Vorgehen bei den häufig exzessiv metastasierten Patienten sollte eher kritisch diskutiert und primär eine Systemtherapie erfolgen. Die Metastasenlast hat einen entscheidenden Einfluss auf das Überleben der Patienten. Abe et al. konnten zeigen, dass Patienten mit einer pulmonalen Metastase oder einer isolierten Lymphknotenmetastase ein signifikant besseres Überleben haben als Patienten mit multiplen Lokalisationen (81 versus 19 Monate; p=0,29) [17]. Insofern kann durch die Metastasenlokalisation und das Ausmaß eine gewisse Patientenselektion erfolgen.

Eine wichtige Erkenntnis aus retrospektiven Analysen ist die Tatsache, dass nach einer systemischen Platin-basierten Chemotherapie nur ein geringer Anteil der Metastasen eine komplette Tumornekrose aufzeigte. Lediglich in 20 % der Lymphknotenmetastasen konnte eine komplette Tumornekrose nachgewiesen werden. Dies unterstützt die Idee einer lokalen Tumorkontrolle und Vermeidung von Symptomen durch eine Metastasenresektion durch eine entsprechende lokale Progression (☞ Abb. 4.3 und 4.4). In der Hälfte der Patienten konnte nach der Metastasenresektion ein Rezidiv außerhalb des Resektionsfeldes nach 9 (2 bis 42) Monaten nachgewiesen werden. Die Tumorkontrollraten sind mit einem medianen tumorspezifischen Überleben von 34 Monaten und einem medianen progressionsfreien Überleben von 15 Monaten nach Operation vielversprechend. Langzeitüberleben ist beschrieben aber rar. In 15 % der Patienten konnte nach Metastasenresektion ein stabiler Befund nach 63 Monaten gezeigt werden, wobei bei nur 2 % ein Langzeitüberleben von 15 Jahren vorlag. Die Metastasenresektion sollte in einem multimodalen Therapieansatz mit einer induktiven oder adjuvanten Chemotherapie durchgeführt werden, auch wenn keine belegenden Studienergebnisse vorliegen, die dieses Vorgehen stützen [13].

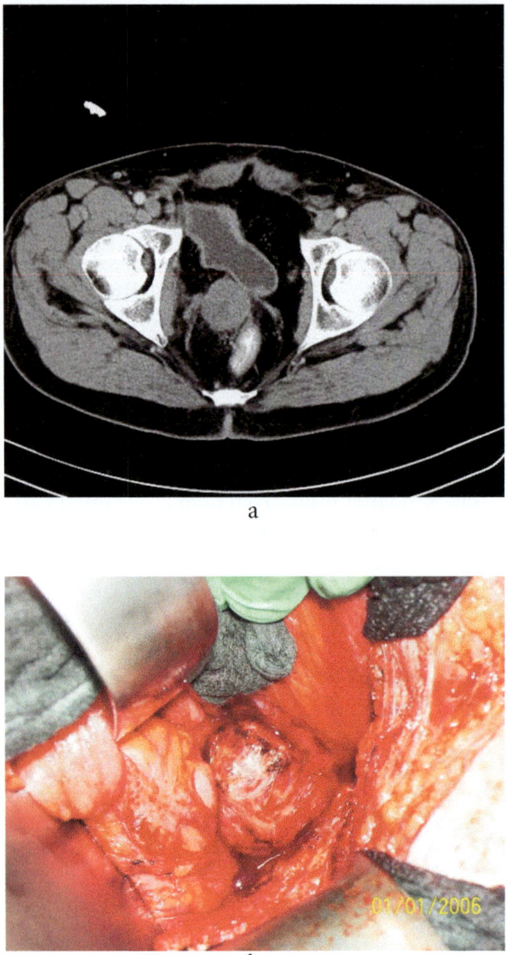

Abb. 4.3a+b: Isoliertes lokales Rezidiv zwischen Neoblase und Rektum im CT (**a**) und Situs (**b**).

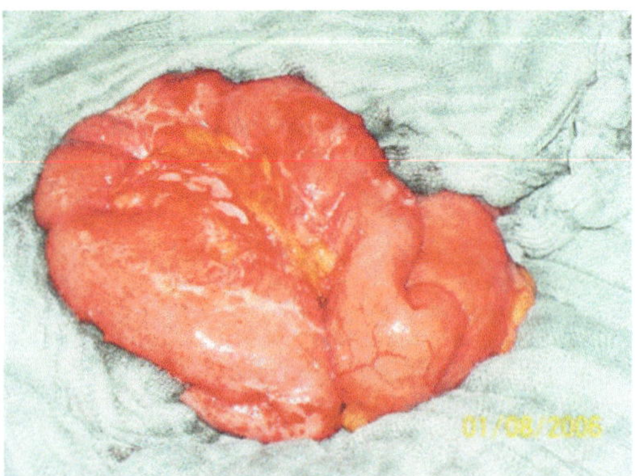

Abb. 4.4: Isolierte mesenteriale Metastase mit drohendem Ileus.

Literatur

1. Stein JP, Lieskovsky G, Cote R, Groshen S, Feng AC, Boyd S, et al. Radical cystectomy in the treatment of invasive bladder cancer: long-term results in 1,054 patients. Journal of clinical oncology : official journal of the American Society of Clinical Oncology. 2001;19(3):666-75.

2. Moschini M, Zamboni S, Mattei A, Baumeister P, Di Bona C, Cornelius J, et al. Radical Cystectomy in Pathological T4a and T4b Bladder Cancer Patients: Is There Any Space for Sub Stratification? Urologia internationalis. 2019;102(3):269-76.

3. Tilki D, Svatek RS, Karakiewicz PI, Isbarn H, Reich O, Kassouf W, et al. Characteristics and outcomes of patients with pT4 urothelial carcinoma at radical cystectomy: a retrospective international study of 583 patients. The Journal of Urology 2010;183(1):87-93.

4. May M, Brookman-May S, Burger M, Gilfrich C, Fritsche HM, Rink M, et al. Concomitant seminal vesicle invasion in pT4a urothelial carcinoma of the bladder with contiguous prostatic infiltration is an adverse prognosticator for cancer-specific survival after radical cystectomy. Ann Surg Oncol 2014;21(12):4034-40.

5. Maisch P, Lunger L, Duwel C, Schmid SC, Horn T, Gschwend JE, et al. Outcomes of palliative cystectomy in patients with locally advanced pT4 bladder cancer. Urologic Oncology 2021;39(6):368 e11- e17.

6. Gschwend JE, Heck MM, Lehmann J, Rubben H, Albers P, Wolff JM, et al. Extended versus limited lymph node dissection in bladder cancer patients undergoing radical cystectomy: Survival results from a prospective, randomized trial. European Urology 2019;75(4):604-11.

7. Hautmann RE, de Petriconi RC, Pfeiffer C, Volkmer BG. Radical cystectomy for urothelial carcinoma of the bladder without neoadjuvant or adjuvant therapy: long-term results in 1100 patients. European Urology. 2012;61(5):1039-47.

8. Hautmann RE, de Petriconi RC, Volkmer BG. Lessons learned from 1,000 neobladders: the 90-day complication rate. The Journal of Urology 2010;184(3):990-4; quiz 1235.

9. Nielsen ME, Mallin K, Weaver MA, Palis B, Stewart A, Winchester DP, et al. Association of hospital volume with conditional 90-day mortality after cystectomy: an analysis of the National Cancer Data Base. BJU International 2014;114(1):46-55.

10. Porter MP, Gore JL, Wright JL. Hospital volume and 90-day mortality risk after radical cystectomy: a population-based cohort study. World Journal of Urology 2011; 29(1):73-7.

11. Stein JP, Skinner DG. Radical cystectomy for invasive bladder cancer: long-term results of a standard procedure. World Journal of Urology 2006;24(3):296-304.

12. Cowles RS, Johnson DE, McMurtrey MJ. Long-term results following thoracotomy for metastatic bladder cancer. Urology 1982;20(4):390-2.

13. Lehmann J, Suttmann H, Albers P, Volkmer B, Gschwend JE, Fechner G, et al. Surgery for metastatic urothelial carcinoma with curative intent: the German experience (AUO AB 30/05). European Urology 2009; 55(6):1293-9.

14. Necchi A, Mariani L, Lo Vullo S, Yu EY, Woods ME, Wong YN, et al. Lack of effectiveness of postchemotherapy lymphadenectomy in bladder cancer patients with clinical evidence of metastatic pelvic or retroperitoneal lymph nodes only: A propensity score-based analysis. European Urology Focus 2019;5(2):242-9.

15. Patel V, Collazo Lorduy A, Stern A, Fahmy O, Pinotti R, Galsky MD, et al. Survival after metastasectomy for metastatic urothelial carcinoma: A systematic review and meta-analysis. Bladder Cancer 2017;3(2):121-32.

16. Otto T, Krege S, Suhr J, Rubben H. Impact of surgical resection of bladder cancer metastases refractory to systemic therapy on performance score: a phase II trial. Urology 2001;57(1):55-9.

17. Abe T, Kitamura H, Obara W, Matsumura N, Tsukamoto T, Fujioka T, et al. Outcome of metastasectomy for urothelial carcinoma: a multi-institutional retrospective study in Japan. The Journal of Urology 2014;191(4):932-6.

18. Albers P, Siener R, Krege S, Schmelz HU, Dieckmann KP, Heidenreich A, et al. Randomized phase III trial comparing retroperitoneal lymph node dissection with one course of bleomycin and etoposide plus cisplatin chemotherapy in the adjuvant treatment of clinical stage I Nonseminomatous testicular germ cell tumors: AUO trial AH 01/94 by the German Testicular Cancer Study Group. Journal of Clinical Oncology 2008;26(18):2966-72.

19. Sweeney P, Millikan R, Donat M, Wood CG, Radtke AS, Pettaway CA, et al. Is there a therapeutic role for post-chemotherapy retroperitoneal lymph node dissection in metastatic transitional cell carcinoma of the bladder? The Journal of Urology 2003;169(6):2113-7.

20. Siefker-Radtke AO, Walsh GL, Pisters LL, Shen Y, Swanson DA, Logothetis CJ, et al. Is there a role for surgery in the management of metastatic urothelial cancer? The M. D. Anderson experience. The Journal of Urology 2004;171(1):145-8.

21. de Vries RR, Nieuwenhuijzen JA, Meinhardt W, Bais EM, Horenblas S. Long-term survival after combined modality treatment in metastatic bladder cancer patients presenting with supra-regional tumor positive lymph nodes only. Eur J Surg Oncol 2009;35(4):352-5.

22. Kanzaki R, Higashiyama M, Fujiwara A, Tokunaga T, Maeda J, Okami J, et al. Outcome of surgical resection of pulmonary metastasis from urinary tract transitional cell carcinoma. Interact Cardiovasc Thorac Surg 2010;11(1): 60-4.

23. Matsuguma H, Yoshino I, Ito H, Goya T, Matsui Y, Nakajima J, et al. Is there a role for pulmonary metastasectomy with a curative intent in patients with metastatic urinary transitional cell carcinoma? Ann Thorac Surg 2011;92(2):449-53.

24. Han WS, Kim K, Park JS. Result of surgical resection for pulmonary metastasis from urothelial carcinoma. Korean J Thorac Cardiovasc Surg 2012;45(4):242-5.

25. Kim T, Ahn JH, You D, Jeong IG, Hong B, Hong JH, et al. Pulmonary metastasectomy could prolong overall survival in select cases of metastatic urinary tract cancer. Clinical Genitourinary Cancer 2015;13(4):e297-e304.

4.3. Radiotherapie beim metastasierten Urothelkarzinom

Die Radiotherapie ist integraler Bestandteil der multimodalen Behandlung des metastasierten Harnblasenkarzinoms. “Klassisches” Einsatzfeld ist eine Bestrahlung zur Verbesserung der Symptomkontrolle (Schmerzen bei Knochenmetastasen, therapierefraktäre Hämaturie). Daneben kann bei ausgewählten Patienten aber eine Bestrahlung auch mit der Intention einer Prognoseverbesserung durchgeführt werden. Hier ist z.B. an die stereotaktische Bestrahlung einzelner Metastasen bei einer oligometastasierten Erkrankung oder eine Bestrahlung des Primärtumors bei einem guten Therapieansprechen in der Erstlinie.

4.3.1. Bestrahlung des Primärtumors

Eine palliative Radiotherapie des Primärtumors kann zur verbesserten Kontrolle lokaler Symptome (z.B. Hämaturie, Dysurie, Pollakisurie) bei Patienten mit einem metastasierten Urothelkarzinom eingesetzt werden. Hier werden in aller Regel hypofraktionierte Therapieregime eingesetzt, wie sie z.B. in der BA09-Studie untersucht wurden (35 Gy in 10 Fraktionen vs. 21 Gy in 3 Fraktionen) [1]. In einer kürzlich publizierten systematischen Übersichtsarbeit [2] wurden diese und weitere Behandlungsregime hinsichtlich ihres Einflusses auf die Verbesserung lokaler Symptome sowie therapiebedingte Nebenwirkungen und Lebensqualität untersucht. Abhängig von der Beschwerdesymptomatik zeigte sich dabei eine Symptomverbesserung durch eine lokale Radiotherapie bei etwa 2/3 der Patienten (Hämaturie: 74 %, Dysurie: 58 %,

Pollakisurie: 71 %); bei etwas mehr als 20 % der Patienten wurde ein Verschlechterung der gastrointestinalen und urogenitalen Nebenwirkungen festgestellt.

Darüber hinaus scheint auch eine kurze Strahlentherapieserie (6-wöchentliche Fraktionen mit je 6 Gy) eine gute lokale Kontrolle erreichen zu können. In einer prospektiven Studie mit älteren Patienten (medianes Alter 86 Jahre, die keine Radiochemotherapie oder Zystektomie erhalten konnte, kam diese Regime auf lokale Kontrollraten von 1 und 2 Jahren von 93 % und 83 % bei Grad 3+-Spätnebenwirkungen von 6,5 % und 4,3 % nach 6 und 12 Monaten [3].

Ob neben der verbesserten Symptomkontrolle eine Radiotherapie des Primärtumors auch einen Einfluss auf die Prognose von Patienten mit einem metastasierten Urothelkarzinom haben kann, ist zum aktuellen Zeitpunkt noch unklar. Analog zur zytoreduktiven Zystektomie bei ausgewählten Patienten (gutes Therapieansprechen, ausschließlich pelvine/retroperitoneale Lymphknotenmetastasierung), bei denen eine zusätzliche Behandlung des Primärtumors die Prognose günstig zu beeinflussen scheint, könnte ein solches Vorgehen auch für eine Radiotherapie des Primärbefundes sinnvoll sein.

So zeigte sich in einer retrospektiven Kohortenstudie von Patienten mit einem muskelinvasiven Harnblasenkarzinom, die ausschließlich eine pelvine und/oder retroperitoneale lymphonodale Metastasierung aufwiesen, ein Überlebensvorteil für die Patienten, bei denen zusätzlich eine Bestrahlung des Primärtumors einschließlich der lokoregionären Lymphknotenfelder durchgeführt wurde [4]. Zu vergleichbaren Ergebnissen kommt eine weitere Arbeitsgruppe, die untersuchte, welchen Einfluss eine definitive Radiotherapie des Primärtumors sowie residueller Metastasen bei Patienten mit einer Oligometastasierung (<5 Metastasen und) und einem guten Therapieansprechen hatte [5]. Auch in dieser retrospektiven Arbeit zeigte sich ein Vorteil sowohl im Gesamt- als auch im progressionsfreien Überleben für Patienten, bei denen eine konsolidierende Radiotherapie angeboten werden konnte. In beiden Untersuchungen wurden keine Grad-IV-Toxizitäten berichtet.

4.3.2. Radiotherapie von Metastasen

Eine Radiotherapie von Metastasen wird ebenso wie eine Bestrahlung des Primärbefundes wesentlich zur Symptomkontrolle eingesetzt. Hier ist in erster Linie an die Bestrahlung ossärer Metastasen bei Schmerzen, Frakturgefährdung oder stattgehabten pathologischen Frakturen zu denken. Hier werden in aller Regel hypofraktionierte Techniken (20 Gy in 5 Fraktionen, 30 Gy in 10 Fraktionen) oder Einzeitbestrahlungen (z.B. mit 8 Gy) eingesetzt.

Im Gegensatz zu anderen Tumorentitäten wie etwa Mamma-, Lungen-, Prostata- und kolorektalen Karzinomen ist die Definition der "oligometastasierten Erkrankung" beim metastasierten Urothelkarzinom noch nicht abschließend geklärt ist und auch eine prospektive Untersuchung zum Einfluss einer Metastasen-gerichteten Therapie (*Metastases-Directed Therapy*, MDT) beim metastasierten Urothelkarzinom wie bei den zuvor genannten Entitäten steht noch aus [6]. Neben der reinen Zahl der Metastasen scheint beim Urothelkarzinom auch die Lokalisation der Metastasen sowie das Ansprechen auf eine systemische Therapie eine wesentliche prognostische Rolle zu spielen und wird damit auch die Definition des "oligometastasierten Urothelkarzinoms" und damit auch die Auswahl geeigneter Patienten für eine MDT mitbestimmen [7-9].

Eine MDT wird aktuell hauptsächlich im Rahmen wissenschaftlicher Untersuchungen oder im Rahmen individueller Therapiekonzepte für die ablative, hochdosierte Radiotherapie von Metastasen eingesetzt. Strahlentherapeutisch unterscheiden sich die Konzepte der reinen palliativen symptomatischen Therapie (siehe oben) von der MDT mit z.B 3 × 9-10 Gy, 5 × 7 Gy oder 10 × 4,85 Gy, wobei biologisch äquivalenten Zieldosen (*Biological Equivalent Dose*, BED) um ca. 100 Gy BED erreicht werden.

Eine im vergangenen Jahr veröffentlichte systematische Übersichtsarbeit von Longo et al. [10] konnte in diesem Kontext sechs retrospektive Arbeiten mit Daten zu 158 Patienten identifizieren. Bei einem medianen Follow-up zwischen 17,2 und 25 Monaten wurden in den unterschiedlichen Studien lokale Tumorkontrollraten zwischen 57 und 100 % erreicht werden. Die Überlebensraten nach 12 und 24 Monaten betrugen zwischen 79 und 96 bzw. 26 und 63 Monaten und liegen somit oberhalb der zu erwartenden Überlebensdaten bei metastasierten Patienten mit einer ausschließlich systemischen Therapie. Bei fehlenden randomisierten Vergleichen ist eine Interpretation dieser Daten jedoch schwierig. Zusätzlich ist unklar, wie diese Daten in den Kontext moderner Therapiekonzepte des metastasierten Urothelkarzinoms z.B. mit dem Einsatz einer *Switch-Maintenance* nach Erstlinientherapie eingeordnet werden können. Da aber auch neuere Arbeiten, bei denen zumindest retrospektive Vergleichskohorten mit einer ausschließlichen Systemtherapie berichtet werden, auf einen prognostischen Vorteil für eine MDT bei ausgewählten Patienten hinweisen [5].

Neben einer MDT als Konsolidierungstherapie bei einem guten Therapieansprechen oder als zusätzliche begleitende primäre Option in einem multimodalen Konzept kann eine Radiotherapie auch bei einem Oligoprogress oder einem gemischten Therapieansprechen sinnvoll zur Tumorkontrolle beitragen [11, 12]. Aber auch hier beschränkt sich die Datenlage bislang auf wenige retrospektive Kohortenstudien.

Zusammenfassend sollte, auch wenn bislang nur retrospektive Daten zur Frage der Sinnhaftigkeit einer Radiotherapie des Primärbefundes oder zur Metastasen-gerichteten Therapie bei Patienten mit einem metastasierten Urothelkarzinom vorliegen, ein solches multimodales Vorgehen zur Verbesserung der langfristigen lokalen Tumorkontrolle (und damit zur Vermeidung von Sekundärkomplikationen) ebenso wie zur Verbesserung der Prognose bei ausgewählten Patienten immer mit bedacht und im multidisziplinären Tumorboard diskutiert werden.

Literatur

1. Duchesne GM et al. A randomized trial of hypofractionated schedules of palliative radiotherapy in the management of bladder carcinoma: results of medical research council trial BA09. Int J Radiat Oncol Biol Phys 2000; 47(2):379-88.

2. Tey J et al. Palliative radiotherapy for bladder cancer: a systematic review and meta-analysis. Acta Oncol 2021; 60(5):635-644.

3. Hafeez S et al. Clinical outcomes of image guided adaptive hypofractionated weekly radiation therapy for bladder cancer in patients unsuitable for radical treatment. Int J Radiat Oncol Biol Phys 2017;98(1):115-122.

4. Bertucci A et al. Retrospective analysis of a cohort of patients with metastatic bladder cancer with metastatic sites limited to the pelvis and retroperitoneum treated at a single institution between 2009 and 2020. Cancers (Basel) 2023;15(7).

5. Aboudaram A et al. Consolidative radiotherapy for metastatic urothelial bladder cancer patients with no progression and with no more than five residual metastatic lesions following first-line systemic therapy: A retrospective analysis. Cancers (Basel) 2023;15(4).

6. Palma DA et al. Stereotactic ablative radiotherapy for the comprehensive treatment of oligometastatic cancers: Long-term results of the SABR-COMET phase ii randomized trial. J Clin Oncol 2020;38(25):2830-2838.

7. Ogihara K et al. Can urologists introduce the concept of "oligometastasis" for metastatic bladder cancer after total cystectomy? Oncotarget 2017;8(67):111819-111835.

8. Nakagawa T et al. Oncologic outcome of metastasectomy for urothelial carcinoma: Who is the best candidate? Ann Surg Oncol 2017;24(9):2794-2800.

9. Verbessem D et al. Pneumoperitoneum induced pH changes in follicular and Douglas fluids during laparoscopic oocyte retrieval in humans. Hum Reprod 1988; 3(6):751-4.

10. Longo N et al. Metastasis-directed radiation therapy with consolidative intent for oligometastatic urothelial carcinoma: A systematic review and meta-analysis. Cancers (Basel) 2022;14(10).

11. Francolini G et al. Stereotactic radiotherapy in oligoprogressive and oligorecurrent urothelial cancer patients: A retrospective experience. Cancer Treat Res Commun 2019;19:100124.

12. Franzese C et al. Stereotactic body radiation therapy in the management of oligometastatic and oligoprogressive bladder cancer and other urothelial malignancies. Clin Oncol (R Coll Radiol) 2021;33(1):50-56.

Aktuelle Studien, Forschung, Ausblick

5. Aktuelle Studien, Forschung, Ausblick

Insbesondere in den letzten Jahren hat sich das Repertoire zur Verfügung stehender Therapieoptionen für die Behandlung des metastasierten Urothelkarzinoms stetig erweitert. Trotz aller Bemühungen bleibt die Prognose der betroffenen Patienten jedoch weiter schlecht.

Die Behandlung mit Immuncheckpoint-Inhibitoren kann zwar zu einem Langzeitansprechen führen, dies gilt jedoch nur für einen kleinen Teil der Patienten [1-3]. Eine Therapie mit dem Chemoimmunkonjugat (*antibody-drug conjugate*) Enfortumab-Vedotin (EV) dagegen zeigt eine höhere Ansprechrate, verlängert das Überleben der Betroffenen aber meist nur um wenige Monate [4]. Die aktuellen Forschungsbestrebungen zielen daher zum einen auf Kombinationen bereits zugelassener Substanzen ab, andererseits werden auch neue, alternative Therapieansätze untersucht, die früher oder später die Therapielandschaft des metastasierten Urothelkarzinoms bereichern könnten.

5.1. Aktuelle Studien zu Kombinationen in der Erstlinie

Ein möglicher Ansatz zur Optimierung der Systemtherapie urothelialer Karzinome ist die Kombination verschiedener Substanzen, für die bereits ein Wirksamkeitsnachweis vorliegt. Denkbar sind hier insbesondere die Kombination einer Immuncheckpoint-Inhibition mit einer Chemotherapie oder einem Chemoimmunkonjugat.

Abb. 5.1 gibt eine Übersicht über die zurzeit laufenden Kombinationsstudien mit größtenteils noch ausstehenden Ergebnissen.

In den Studien CheckMate901, IMvigor130 und NILE wird unter anderem untersucht, ob die Kombination aus Platin-basierter Chemotherapie

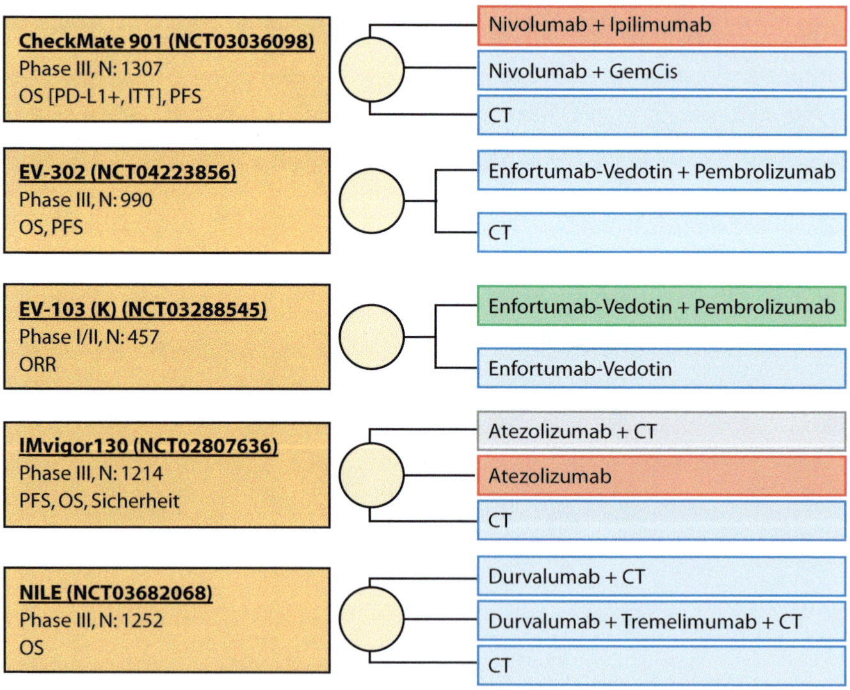

Abb. 5.1: Aktuellen Studien zur Kombinationstherapie in der Erstlinien beim metastasierten Urothelkarzinom (Stand November 2022).
Grau: Ergebnisse ausstehend; **Grün:** primärer Endpunkt erreicht; **Blau:** einer von mehreren co-primären Endpunkten erreicht; **Rot:** primärer Endpunkt nicht erreicht. Neben dem Studientitel ist jeweils der NCT-Studiencode, die Studienphase, die Zahl der eingeschlossenen Patienten (N), sowie der bzw. die primären Endpunkte (OS – Gesamtüberleben, PFS – progressionsfreies Überleben, ORR – Tumoransprechen, Sicherheit) angegeben.

+ Immuncheckpoint-Inhibitor einer alleinigen Chemotherapie überlegen ist. In IMvigor130 konnte dabei bereits ein verbessertes progressionsfreies Überleben für die Kombination aus Atezolizumab + Chemotherapie nachgewiesen werden (8,2 vs. 6,3 Monate, p=0,007) [5]. Die Auswertung des Gesamtüberlebens ist ebenso wie die Ergebnisse aus CheckMate901 (NCT03036098) und NILE (NCT03682068) noch ausstehend.

In ähnlicher Weise gibt es Untersuchungen zu möglichen Kombinationspartnern für die Therapie mit Enfortumab-Vedotin. Bei der Analyse einer Teilkohorte der EV-103-Studie (Phase-I/II-Studie, Randomistation der Patienten in der Kohorte zwischen EV und EV + Pembrolizumab) [6] ergab sich beispielsweise eine signifikant höhere Ansprechrate durch die Kombination aus EV+Pembrolizumab gegenüber einer alleinigen EV-Therapie, weshalb diese Kombination aktuell in der EV-302-Studie untersucht und dabei mit einer Platin-basierten Chemotherapie verglichen wird (NCT04223856).

Zum aktuellen Zeitpunkt gibt es somit zwar positive Signale für den kombinierten Einsatz von Immuncheckpoint-Inhibitoren mit einer Platin-haltigen Chemotherapie bzw. mit Enfortumab-Vedotin, es gilt jedoch zunächst die ausstehenden Ergebnisse der o.g. Studien abzuwarten.

5.1.1. *Fibroblast Growth Factor Receptor* (FGFR)-Inhibitoren

Ein möglicher präzisionsonkologischer Ansatz für die Therapie des Urothelkarzinoms stellt der Einsatz von FGFR-Inhibitoren dar. FGF-Rezeptoren bilden eine Klasse von 5 Rezeptor-Tyrosinkinasen, ihre Aktivierung fördert die Zellproliferation, die Zelldifferenzierung sowie die Migration und das Überleben von Zellen. Eine Dysregulation der *Downstream*-Signalwege, insbesondere eine Überaktivierung wirken onkogen [7]. Etwa 15-20 % aller Urothelkarzinome weisen FGFR-Alterationen wie aktivierende Mutationen oder Amplifikationen auf [8]. Für die Pathogenese des Urothelkarzinoms scheinen dabei insbesondere Mutationen von FGFR3 im Vordergrund zu stehen. Häufig sind diese Veränderungen bei luminal-papillären Urothelkarzinomen, Urothelkarzinomen des oberen Harntraktes oder Tumoren mit geringer T-Zell-Infiltration aufzufinden [9]. Insbesondere der letzte Punkt könnte ein guter Ansatzpunkt für eine zukünftige differenzierte Therapiewahl darstellen.

Seit einigen Jahren werden entsprechend in klinischen Studien unterschiedliche FGFR-Inhibitoren bezüglich ihres Einsatzes bei Urothelkarzinomen mit FGFR-Alterationen untersucht. Dabei sind die Ansprechraten der unterschiedlichen Wirkstoffe unterschiedlich, was neben unterschiedlicher Target-Spezifitäten der Inhibitoren auch an unterschiedlichen Teststrategien für den Nachweis einer FGFR-Alteration liegen mag (☞ Tab. 5.1). Hierbei bleiben sicher die Ergebnisse größerer prospektiver Studien sowie die *Post-hoc*-Analysen unterschiedlicher prädiktiver Faktoren abzuwarten.

Eine FDA-Zulassung des Pan-FGFR-Inhibitors Erdafitinib besteht bereits seit 2019 für ausgewählte Patienten mit Urothelkarzinom und FGFR2- oder -3-Mutation. Die zugrunde liegende Phase-II-Studie BCL2001 konnte ein Therapieansprechen von 40 % zeigen [10]. Mit großer Spannung werden für diese Substanz die Ergebnisse der aktu-

Substanz	Pemigatinib	Pemigatinib	Rogaratinib	Infigratinib	Erdafitinib
Target	FGFR 1-3	FGFR 1-3	FGFR 1-4	FGFR 1-3	FGFR 1-4
Getestete FGFR-Alteration		FGFR-Mutationen und -Fusionen	FGFR-mRNA-Überexpression	selektierte FGGFR3-Mutationen und -Fusionen	selektierte FGFR3-Mutationen oder FGFR2/FGFR3-Fusionen
Ansprechen	3	25	24	25	40
Quelle	Necchi A et al. Ann Oncol 2018;29(S8): viii303-viii331	Necchi A et al. Ann Oncol 2018;29(S8): viii303-viii331	Schuler M et al. Lancet Oncol 2019;20:1454-1466	Pal SK et al. Cancer Discov 2018;8:812-821	Loriot Y et al. N Engl J Med 2019;381:338-348

Tab. 5.1: Daten zu ausgewählten, in klinischen Studien getesteten FGFR-Inhibitoren.

ell laufenden Phase-III-Studie THOR erwartet. Hier wird die Wirksamkeit einer Therapie mit Erdafitinib, einem Pan-FGFR-Inhibitor, im Vergleich zu einer Chemo- bzw. Immuntherapie bei Patienten mit fortgeschrittenem Urothelkarzinom und Progress während oder nach mindestens einer Vortherapie verglichen (NCT03390504). Inwieweit die ausstehenden Ergebnisse der THOR-Studie die Einfluss auf die Zulassung in Europa haben werden, bleibt noch abzuwarten.

Weitere laufende Studien zum möglichen Einsatz von FGFR-Inhibitoren im Urothelkarzinom sind darüber hinaus in Tab. 5.2 gelistet.

Medikation	Target	Phase	NCT
Dovitinib	FGFR1-3	II	NCT00790426
Derazantinib	FGFR1-4	I/II	NCT01752920
Fubibatinib	FGFR1-4	I/II II III	NCT02052778 NCT04601857 NCT04093362
Infigratinib	FGFR1-3	III	NCT04197986
Pemigatinib	FGFR1-3	II II	NCT02872714 NCT04003610
Rogaratinib	FGFR1-4	IB/II II/III	NCT03473756 NCT03410693
Vofatamab	FGFR3	Ib/II II	NCT02401542 NCT03123055

Tab. 5.2: Klinische Studien zu FGFR-Inhibitoren im Urothelkarzinom.

5.1.2. Trastuzumab-Deruxtecan

Antikörper-Wirkstoff-Konjugate (ADC) sind mit Enfortumab-Vedotin bereits jetzt Bestandteil der Therapie des metastasierten Urothelkarzinoms. Mit Sacituzumab-Govitecan ist ein weiterer ADC auf dem Weg in die klinische Praxis. Nähere Informationen, auch zum Wirkmechanismus dieser Substanzen, finden sich in Kap. 4. Von zukünftiger Relevanz für das Urothelkarzinom dürfte darüber hinaus jedoch auch der ADC Trastuzumab-Deruxtecan sein. Hierbei handelt es sich um den gegen den Wachstumsfaktor HER-2 gerichteten Antikörper Trastuzumab verbunden mit dem Zytostatikum Exatecan (Topoisomerase-I-Inhibitor). HER-2-Überexpression ist ein bekanntes Charakteristikum invasiver Urothelkarzinome und geht mit Progress und schlechter Prognose einher. Auf der Basis präklinischer Daten [11] wurden zuletzt vielversprechende Ergebnisse einer entsprechenden Phase-I-Studie zur Kombination aus Trastuzumab-Deruxtecan und Nivolumab präsentiert (NCT03523572). Es konnte eine Ansprechrate von 36,7 % mit einem progressionsfreien Überleben von 6,9 Monaten bei moderater Toxizität gezeigt werden [12]. Vor einer weiteren Bewertung dieser Substanz für einen möglichen Einsatz bei Patienten mit metastasiertem Urothelkarzinom müssen jedoch auch hier zum Teil bereits laufende Studien abgewartet werden.

5.1.3. PARP-Inhibitoren

Eine weitere Substanzklasse, die zukünftig auch im Urothelkarzinom interessant werden könnte, sind sog. Poly (ADP-Ribose)-Polymerase (PARP)-Inhibitoren.

PARP-Inhibitoren greifen in die DNA-Reparaturantwort (*DNA Damage Response*, DDR), insbesondere bei DNA-Strangbrüchen, ein. Daher führt eine PARP-Inhibition sekundär zur Entstehung von DNA-Doppelstrangbrüchen. Wenn die Mechanismen zur Doppelstrangbruch-Reparatur jedoch gestört sind, kann eine PARP-Inhibition zum Zelltod führen. Wesentliche Mechanismen zur Reparatur von DNA-Doppelstrangbrüchen sind die homologe Rekombination (*Homologeous recombination Repair* – HR) sowie die nicht-homologe Endverknüpfung (*Non-Homologeous End Joining*, NHEJ). Bei der HR wird die beschädigte DNA unter Verwendung des unbeschädigten DNA-Strangs des Schwesterchromatids als Vorlage re-synthetisiert. Als Schlüsselenzyme für die Initiierung und Durchführung dieses Prozesses sind BRCA1, BRCA2 und RAD51 wichtige Komponenten. Eine schnellere, aber dafür auch fehleranfällige Alternative zu diesem Reparaturmechanismus, die z.B. dann zum Einsatz kommt, wenn es kein unbeschädigtes Schwesterchromatid als Vorlage gibt, ist die NEJH. Hierbei erfolgt eine direkte Ligation der "losen" DNA-Stränge.

Auch in urothelialen Karzinomen ist bei selektierten Patienten an den Einsatz von PARP-Inhibitoren zu denken. In den TCGA-Daten zeigt sich, dass sporadische Mutationen einzelner an der HR beteiligter Gene mit einer Frequenz von bis zu 14 % auftreten [13]. Beispiele hierfür sind BRCA1 (5,1 %), BRCA2 (9,5 %), ATM (13,8 %) und RAD51 (1,9 %). Aber auch Keimbahnmutationen von an der DDR beteiligten Genen scheinen bei urothelialen Karzinomen eine große Rolle zu spielen. So zeigt eine aktuelle Untersuchung an 1038 Patienten, bei denen eine Indikation zur genetischen Testung im Rahmen ihrer Tumorerkrankung bestand (≥1 nicht-urotheliale Tumorvorerkrankung, junges Alter, positive Familienanamnese für Tumorprädispositionssyndrome), bei knapp einem Viertel der Patienten pathogene Keimbahnveränderungen. Veränderungen von DDR-Genen machen dabei 78 % der pathogenen Varianten aus, eine BRCA1/2 ist insgesamt die häufigste Mutation (Nassar et al., Genetics in Medicine, 2020).

Entsprechend zeigen die Ergebnisse zweier aktueller Studien, der ATLANTIS- und der BAYOU-Studie, einen möglichen Einsatzbereich dieser Substanzen im Urothelkarzinom bei bestimmten genetischen Subgruppen auf. In der ATLANTIS-Studie ergaben sich Hinweise darauf, dass der PARP-Inhibitor Rucaparib als Erhaltungstherapie nach Erstlinienchemotherapie das progressionsfreie Überleben von Patienten mit metastasiertem Urothelkarzinom und DNA-Reparatur-Defizienz verlängern könnte [14]. Die BAYOU-Studie verpasste dagegen ihren primären Endpunkt und konnte keinen Unterschied im progressionsfreien Überleben zwischen der Behandlung von Patienten mit metastasiertem Urothelkarzinom mit Durvalumab (PDL1--Inhibitor) + Olaparib gegenüber Durvalumab alleine zeigen. Jedoch gab es auch hier das Signal, dass eine Kombination mit dem PARP-Inhibitor Olaparib für eine Subgruppe von Patienten mit Mutationen in HRR (homologe Rekombinationsreparatur)-Genen durchaus interessant sein könnte [15]. Anders als beim Prostatakarzinom steckt die Therapie mit PARP-Inhibitoren beim metastasierten Urothelkarzinom somit zwar noch in den Anfängen, dennoch lassen sich auch hier bereits interessante Entwicklungen erkennen.

Literatur

1. Bellmunt J et al. Pembrolizumab as second-line therapy for advanced urothelial carcinoma. N Engl J Med 2017;376(11):1015-1026.

2. Sharma P et al. Nivolumab in metastatic urothelial carcinoma after platinum therapy (CheckMate 275): a multicentre, single-arm, phase 2 trial. Lancet Oncol 2017; 18(3):312-322.

3. Rosenberg JE et al. Atezolizumab in patients with locally advanced and metastatic urothelial carcinoma who have progressed following treatment with platinum-based chemotherapy: a single-arm, multicentre, phase 2 trial. Lancet 2016;387(10031):1909-20.

4. Powles T et al. Enfortumab vedotin in previously treated advanced urothelial carcinoma. N Engl J Med 2021; 384(12):1125-1135.

5. Galsky MD et al. Atezolizumab with or without chemotherapy in metastatic urothelial cancer (IMvigor130): a multicentre, randomised, placebo-controlled phase 3 trial. Lancet 2020;395(10236):1547-1557.

6. Rosenberg JE et al. LBA73 - Study EV-103 Cohort K: Antitumor activity of enfortumab vedotin (EV) monotherapy or in combination with pembrolizumab (P) in previously untreated cisplatin-ineligible patients (pts) with locally advanced or metastatic urothelial cancer (la/mUC). Ann Oncol 2022;33:S808-S869.

7. Dai S et al. Fibroblast Growth Factor Receptors (FGFRs): Structures and small molecule inhibitors. Cells 2019;8(6).

8. Helsten T et al. The FGFR Landscape in Cancer: Analysis of 4,853 Tumors by Next-Generation Sequencing. Clin Cancer Res 2016;22(1):259-67.

9. Garje R et al. Fibroblast Growth Factor Receptor (FGFR) inhibitors in urothelial cancer. Oncologist 2020; 25(11):e1711-e1719.

10. Loriot Y et al. Erdafitinib in locally advanced or metastatic urothelial carcinoma. N Engl J Med 2019;381(4): 338-348.

11. Iwata TN et al. A HER2-targeting antibody-drug conjugate, Trastuzumab Deruxtecan (DS-8201a), enhances antitumor immunity in a mouse model. Mol Cancer Ther 2018;17(7):1494-1503.

12. Galsky MD et al. Primary analysis from DS8201-A-U105: A phase 1b, two-part, open-label study of trastuzumab deruxtecan (T-DXd) with nivolumab (nivo) in patients (pts) with HER2-expressing urothelial carcinoma (UC). Journal of Clinical Oncology 2022; 40(6_suppl):438-438.

13. Robertson AG et al. Comprehensive molecular characterization of muscle-invasive bladder cancer. Cell 2017;171(3):540-556 e25.

14. Fulton B et al. ATLANTIS: a randomised multi-arm phase II biomarker-directed umbrella screening trial of maintenance targeted therapy after chemotherapy in patients with advanced or metastatic urothelial cancer. Trials 2020;21(1):344.

15. Rosenberg JE et al. Durvalumab plus olaparib in previously untreated, platinum-ineligible patients with metastatic urothelial carcinoma: A multicenter, randomized, phase ii trial (BAYOU). J Clin Oncol 2022: JCO2200205.

Index

Index

U

V

W

Z

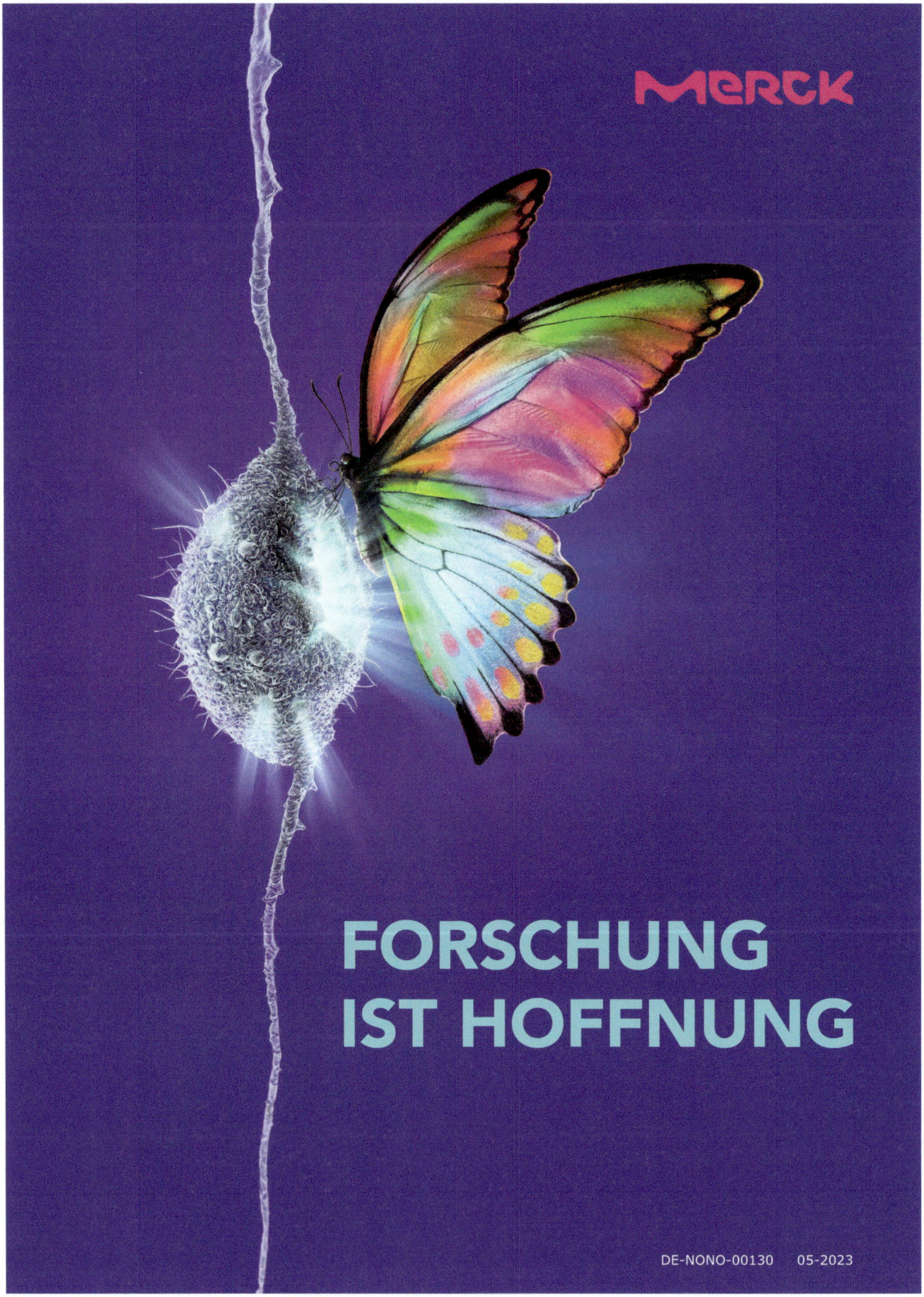
MERCK
FORSCHUNG
IST HOFFNUNG
DE-NONO-00130 05-2023